AF842012

Rollatortänze

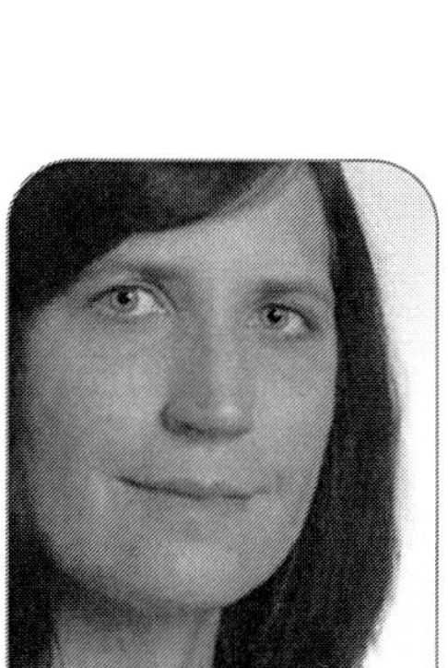

Sandra Köhnlein ist gelernte Erzieherin und hat langjährige Erfahrung in der Arbeit mit älteren Menschen. Kompakte Inhalte und verständliche Texte sind ihr Markenzeichen – ohne dabei auf eine umfassende Betrachtung des Themenbereichs zu verzichten. So auch bei ihrem Buch *Basteln und Gestalten mit Senioren*, das 2017 die Reihe »Aktiv mit Senioren« einleitete, in der mittlerweile fünf Bände erschienen sind.

Sandra Köhnlein

Rollatortänze

Mit 24 ausgearbeiteten Tänzen und einer Einführung in das Tanzen mit Senioren

Aktiv mit Senioren | Band 5

BÜCHNER

Sandra Köhnlein
Rollatortänze.
Mit 24 ausgearbeiteten Tänzen und einer Einführung in das Tanzen mit Senioren
(= Aktiv mit Senioren, Band 5)

ISBN 978-3-96317-290-8 (Print)
ISBN 978-3-96317-835-1 (ePDF)

Satz, Grafiken und Umschlaggestaltung: DeinSatz Marburg | tn
Umschlagabbildungen: Geber86 | istockphoto.com und Rollator | Wikimedia-User »Gauthiervandaele« (CC BY-SA 4.0, https://creativecommons.org/licenses/by-sa/4.0/deed.en)

Druck und Bindung: Schaltungsdienst Lange oHG, Berlin
Printed in Germany
Die verwendeten Druckmaterialien sind zertifiziert als FSC-Mix.

Bibliografische Informationen der Deutschen Nationalbibliothek
Die Deutsche Nationalbibliothek verzeichnet diese Publikation in der Deutschen Nationalbibliografie, detaillierte bibliografische Angaben sind im Internet über http://dnb.de abrufbar.

www.buechner-verlag.de

Inhalt

1 Tanzen mit dem Rollator

Zum Tanzen im Sitzen zu fit, zum Tanzen durch den Raum nicht fit genug? Der Rollatortanz schließt die Lücke zwischen dem Tanzen im Sitzen und der traditionellen Tanzstunde. Vielen Seniorinnen und Senioren, die sich unterfordert oder ausgeschlossen fühlen würden, eröffnen Sie mit Rollatortanz-Angeboten neben bewegungsfördernden Aspekten zusätzliche Möglichkeiten der sozialen Teilhabe.

Oft wird der Rollator als Fremdkörper empfunden. Er macht deutlich und für andere ersichtlich, dass die Gesundheit nachgelassen hat und man – in vielen Fällen unumkehrbar – auf den letzten Lebensabschnitt zugeht. Menschen, die durch einen Unfall oder Krankheit gehandicapt sind, wird ein Spiegel der eigenen körperlichen Unzulänglichkeit vorgehalten. Die Gehhilfe wird also oft nicht als Hilfe gesehen, die den Bewegungsradius erhöht und den Alltag erheblich erleichtert, sondern ist meist mit negativen Gefühlen behaftet wie Scham oder Angst.

Mit Rollatortanz-Runden bringen Sie älteren Menschen den Rollator als positives Hilfsmittel näher, das Gutes bewirken kann. Mit Musik geht vieles leichter und wird als weniger mühselig wahrgenommen, Musik trägt. So erleben sich Seniorinnen und Senioren als tatkräftig und verknüpfen den Rollator mit positiven Erlebnissen: »Was ich damit alles kann!«. Diese bejahenden Emotionen verfestigen sich dann immer mehr im Alltagsleben und geben Energie und Zuversicht.

Jede Altersgruppe sollte sich durch das Tanzen mit dem Rollator angesprochen fühlen. Neben denjenigen, die bereits einen Rollator besitzen, auch diejenigen, die sich mit dem Umgang mit einem Rollator bekanntmachen wollen. Das Konzept des spielerischen Umgangs unterstützt dabei, Hemmschwellen rechtzeitig abzubauen und im Vorfeld einen positiven Bezug aufzubauen.

Und zu guter Letzt machen auch Sie selbst sich ein großes Geschenk. Sie lernen Ihre Seniorengruppe und sich neu kennen. Personen, die bei anderen Projekten zurückhaltend und vorsichtig agieren, blühen auf, entwickeln Ehrgeiz, Lachen, Träumen. Auf diese Weise kann man sich näherkommen und eine neue Basis des Vertrauens und der Zugehörigkeit entwickeln.

Let's dance!

2 Tanzen als Bewegungstherapie

Beim Tanzen werden rhythmische und festgelegte oder freie Bewegungen zur Musik ausgeführt. Tanzen ist ein Gefühlsausdruck, eine Form der sozialen Interaktion, ein Brauch, eine Gattung der darstellenden Kunst, eine Sportart, eine Therapieform. Das Tanzen durch den Raum wurde bis ins 19. Jahrhundert gepflegt und ist auch heute noch in Form von Volkstänzen zu erkennen.

DEFINITION

Soziale Interaktion bezeichnet die Vorgänge der gegenseitigen Beeinflussung von einzelnen Personen und sozialen Gruppen sowie dadurch entstehende Veränderungen.

2.1 Auswirkungen regelmäßigen Tanzens durch den Raum

Das Tanzen mit dem Rollator entspricht einem ganzheitlichen, genussvollen Körpertraining, bei dem alle Sinne angeregt werden. Alle Fähigkeiten, die man zum sicheren Gehen und kompetenten Umgang mit seinen Mitmenschen im Alltag benötigt, werden geschult. Also die körperliche, psychische, geistige und soziale Beweglichkeit. Das Tanzen mit dem Rollator soll außerdem die Freude und Lust an der Bewegung zu Musik wecken oder erhalten. Die positiven Auswirkungen betreffen:

- Haltung, Gleichgewicht, Grobmotorik, Muskelkraft, Muskelspannung, Körpergefühl, Koordination
- Raumerfassung, Wahrnehmung
- Ausdauer, Konzentration, Gedächtnis, Reaktionsvermögen
- Stressabbau, Selbstheilungskräfte

- Ausdruck, Selbstbewusstsein
- Soziale Kontakte, Kooperation, Rücksichtnahme

Tanzen ist ein Teilbereich der Sturzprophylaxe. Risikofaktoren für Stürze sind u. a. körperliche Probleme wie Muskelschwäche oder Gang- und Standunsicherheiten. Oft werden auch die eigenen Fähigkeiten überschätzt oder bestimmte Aktivitäten so lange vermieden, bis bestimmte Fähigkeiten verkümmern. Auf diese Aspekte können Sie mit regelmäßigen Rollatortanz-Angeboten unterstützend einwirken. Reaktion, Orientierung, Ausdauer, Kräftigung, Grobmotorik, Beweglichkeit, Körperaufrichtung, Haltungsstabilisierung, Gleichgewicht – all dies ist beim Tanzen gefordert und wird gefördert.

Neben der Prävention im Bereich Mobilität helfen Tanzangebote Menschen mit seelischen Erkrankungen, sich ihrer Umwelt zuzuwenden und positive Gefühle, insbesondere Erfolgserlebnisse, zu durchleben. Schmerzpatienten tanzen ihren körperlichen Beschwerden im wahrsten Sinne des Wortes davon und erleben so befreite und leichte Momente.

2.2 Grenzen des Tanzens durch den Raum

Personen sind beim Gehen unsicher und Bewegungsablaufe instabil trotz Hilfsmitteln oder Begleitung durch andere Personen. Betroffene können sich nicht längere Zeit auf den Beinen halten oder neigen zu Schwindel.

Die Anzahl der Begleitpersonen reicht nicht aus, um Teilnehmende mit geistigen oder körperlichen Erkrankungen individuell zu unterstützen.

HINWEIS

Wären Sie selbst ab, welche Anregungen Sie wie umsetzen. Eine Haftung für etwaige Schäden, insbesondere Personenschäden, ist ausgeschlossen.

3 So finden Sie den passenden Tanz

So bunt wie die Welt so unterschiedlich sind auch ältere Menschen und so differenziert sind auch die Besonderheiten in Ihrer Seniorengruppe zu betrachten.

3.1 Musik

Das Tanzen durch den Raum zur Steigerung von Wohlbefinden und zur Festigung von Kompetenzen stellt hohe Anforderungen an Mitwirkende. Die Musik wird wahrgenommen und interpretiert. Insgesamt gesehen kommen deshalb folgende grundsätzliche Kriterien in Bezug auf die Musikauswahl zum Tragen:

- Die Musik ist eingängig und kann ohne Mühe vom Höher mitverfolgt werden, sie ist klar strukturiert im Ablauf und bietet Orientierung.
- Die Musik wirkt gleichmäßig mit einer überschaubaren Anzahl an wechselnden Melodieabschnitten und bietet Kontinuität.
- Das Tempo der Musik ist angemessen und von langsamer bis mittlerer Geschwindigkeit.

Aufgrund des Gesundheitszustands und persönlichen Eigenschaften der Gruppenmitglieder erschließen sich weitere spezifische Aspekte, die es bei der Musikauswahl zu berücksichtigen gilt:

Körperliche und geistige Fähigkeiten	*Auswirkungen auf die Musikauswahl*
Sie sind in der Lage, sich mit einem Rollator sicher im Raum zu bewegen und stehend eine Hand vom Rollator zu lösen.	Hier bietet sich ein breites Musikspektrum an. Auch schwungvolle, lebhafte und schnellere Musikstücke können eingesetzt werden.

Sie sind in der Lage, sich mit einem Rollator sicher im Raum zu bewegen, solange beide Hände am Rollator belassen werden. Sie sind in der Lage, mündliche Hinweise in Aktion umzusetzen. Sie sind dazu fähig, mit anderen Personen im Raum zu kommunizieren, insbesondere nonverbal. Sie bewegen sich schnell, dynamisch, ausdauernd.	Je nach Alter und Geschmack auch Musik aus anderen Ländern *Beispiele* • Oldies, Evergreens und Hits • Tanzmusik • Countrymusik, Folkmusik
Der Fokus liegt auf dem eigenen Tun.	Ein Musikstück mit einem gleichmäßigen Rhythmus und/oder ein die Konzentration förderndes Werk *Beispiele* • Marschmusik • Instrumentalmusik • Je nach Alter Popmusik
Sie sind kaum in der Lage, mündliche Hinweise in Aktion umzusetzen: Sehen, Hören, Informationsverarbeitung. *Beispiele* Zittern, Demenz, Verwirrtheit, Sehbehinderung, Schwerhörigkeit	Ein bekanntes Werk aus der Jugendzeit Ein Musikstück mit mäßigem Tempo, das keinen Stress auslöst. *Beispiele* • Schlager • Volksmusikstücke • Operettenmelodien
Sie bewegen sich bedächtig, gleichförmig, untrainiert. *Beispiele* Zittern, rheumatische Erkrankungen, Herz-Kreislauf-Erkrankungen, Schlaganfall-Patienten, Morbus Parkinson mit Bewegungsverlangsamung	Ein feierliches oder entspannendes Musikstück mit geringem Tempo *Beispiele* • Balladen • Spirituelle und geistliche Lieder • Werke früherer Epochen

3.2 Bewegungen

Das Tanzen durch den Raum zur Steigerung von Leistungsfähigkeit und Wohlbefinden ist ein wunderbares Mittel der Sturzprophylaxe, jedoch sind die Tanzenden in verschiedene Prozesse integriert. Eine Wechselwirkung und Auseinandersetzung zwischen Raum und Mensch, Mitmenschen und der eigenen Person findet statt. Betrachtet man die Gesamtsituation, lassen sich deshalb folgende Punkte zur Bewegungsauswahl zusammenfassen:

- Der Mehrheit der Gruppenmitglieder fällt es leicht, die ausgewählte Choreographie umzusetzen.
- Neue Bewegungsformen regen zum Ausprobieren an und motivieren dazu, über sich hinauszuwachsen, überfordern jedoch nicht.

Werden Gesundheitszustände und persönliche Eigenschaften der Gruppenmitglieder betrachtet, ergeben sich weitere Besonderheiten, die es zu bedenken gilt:

Körperliche und geistige Fähigkeiten	*Auswirkungen auf die Bewegungsauswahl*
Sie sind in der Lage, sich mit einem Rollator sicher im Raum zu bewegen und stehend eine Hand vom Rollator zu lösen.	Unterschiedliche Schrittarten und Gehformen Armbewegungen mit etwas größerem Radius Oberkörper, Schulter-, Hand- und Fußbewegungen mit kleinerem Radius Je nach Tanzcharakteristik und Bewegungssicherheit können Utensilien ins Tanzen eingebunden werden. *Beispiele* • eine rote Rose zum Tango • ein buntes Tuch zum langsamen Walzer
Sie sind in der Lage, sich mit einem Rollator sicher im Raum zu bewegen, solange beide Hände am Rollator belassen werden.	Unterschiedliche Schrittarten und Gehformen Schulter-, Hüft- und Fußbewegungen mit kleinerem Radius

Sie sind dazu fähig, mit anderen Personen im Raum zu kommunizieren, insbesondere nonverbal.	Doppelkreis mit Außen- und Innenkreis Bewegungsmotiv als Kleingruppe Bewegungsmotiv als Tanzpaar Bewegungsmotiv in der Gesamtgruppe, aber Teilnehmende schlagen unterschiedliche Richtungen ein.
Der Fokus liegt beim eigenen Tun.	Stirnkreis, Flankenkreis, Linien-Quadrat Bewegungsmotiv als Kleingruppe mit Unterstützung Einzeltänzerinnen/Einzeltänzer im Rahmen der Gruppentätigkeit
Sie sind in der Lage, mündliche Hinweise in Aktion umzusetzen.	Bewegungsvariationen mit höherem Anspruch
Sie sind kaum in der Lage, mündliche Hinweise in Aktion umzusetzen: Sehen, Hören, Informationsverarbeitung. *Beispiele* Zittern, Demenz, Verwirrtheit, Sehbehinderung, Schwerhörigkeit	Gemeinsames Tanzen als Gesamtgruppe Vertraute oder einfache Bewegungen
Sie bewegen sich schnell, dynamisch, ausdauernd.	Bewegungstempo mit höherem Anspruch
Sie bewegen sich bedächtig, gleichförmig, untrainiert. *Beispiele* Zittern, rheumatische Erkrankungen, Herz-Kreislauf-Erkrankungen, Schlaganfall-Patienten, Morbus Parkinson mit Bewegungsverlangsamung	Lockere, weiche und fließende Bewegungen Halten von Körperpositionen mit angemessener Dauer Keine Handbewegungen in Kopfhöhe Geringes Bewegungstempo

ALLGEMEINE LEITLINIEN

Ob das Rückwärtsgehen eingesetzt werden kann, ist individuell verschieden. Auch ist es für manche Personen leichter, das Rückwärtsgehen in Teilschritten zu setzen: einen Fuß zurücksetzen, den anderen Fuß daneben positionieren usw.

Aus Sicherheitsgründen müssen bei einigen Bewegungsformen im Stehen die Bremsen des Rollators festgestellt sein, zum Beispiel wenn der Fuß dabei mehrmals vom Boden entfernt wird. Eine Hand verbleibt immer am Rollatorhandgriff.

3.3 Ausgangspositionen

Stirnkreis

Die Tanzenden bilden einen Kreis und das Gesicht ist zur Kreismitte gewendet.

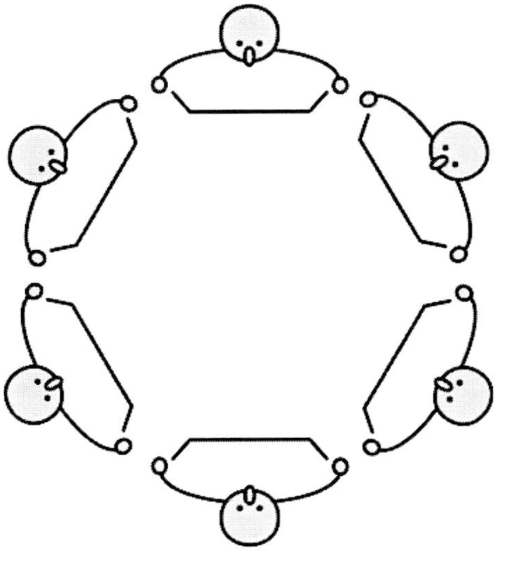

Flankenkreis

Die Tanzenden bilden einen Kreis, wobei eine der Schultern zur Kreismitte gewendet ist und die Vorderseite in Tanzrichtung. Teilnehmende stehen also im Kreis mit Blick auf jeweils den Rücken des anderen.

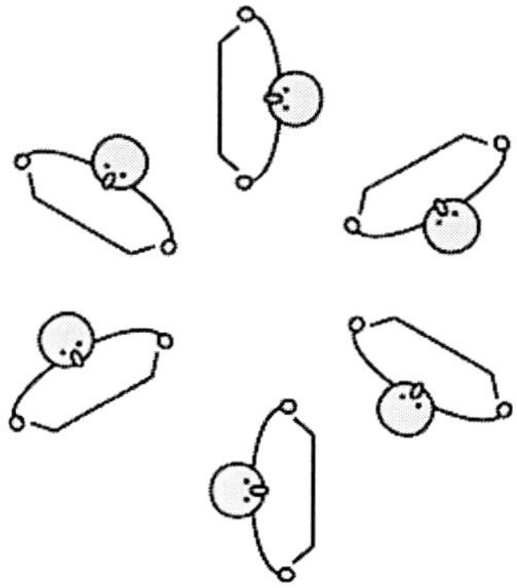

Außen- und Innenkreis

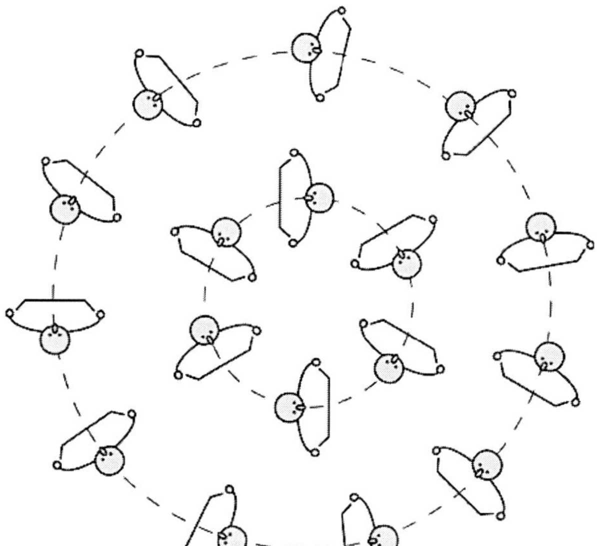

Flankenkreis mit unterschiedlicher Blickrichtung im Innen- und Außenkreis

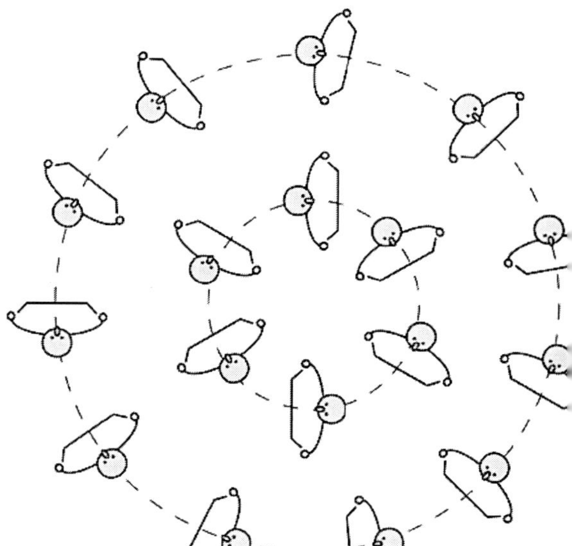

Flankenkreis mit gleicher Blickrichtung im Innen- und Außenkreis

Linien-›Quadrat‹

Beim Linienquadrat stehen die Menschen in mehreren Linien hintereinander und bilden so ein Rechteck.

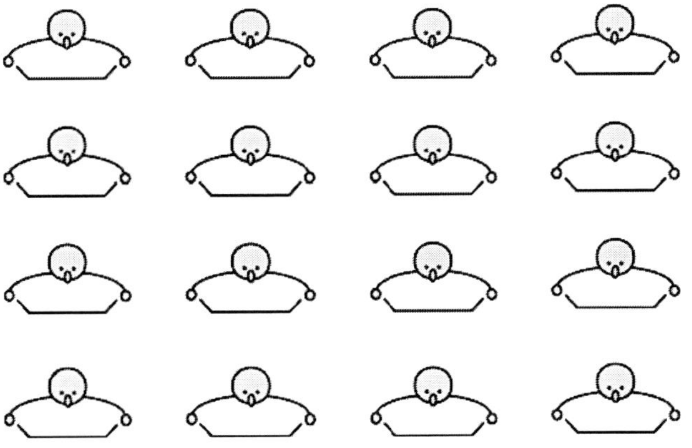

Schlange

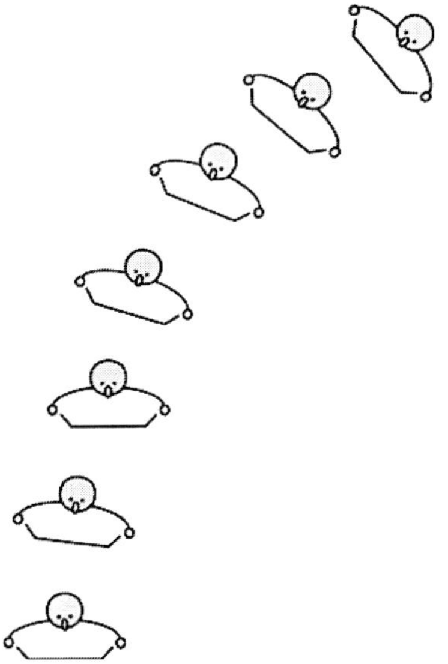

Einfach-Schlange
(je nach Situation im Raum gerade oder an die Platzverhältnisse angepasst)

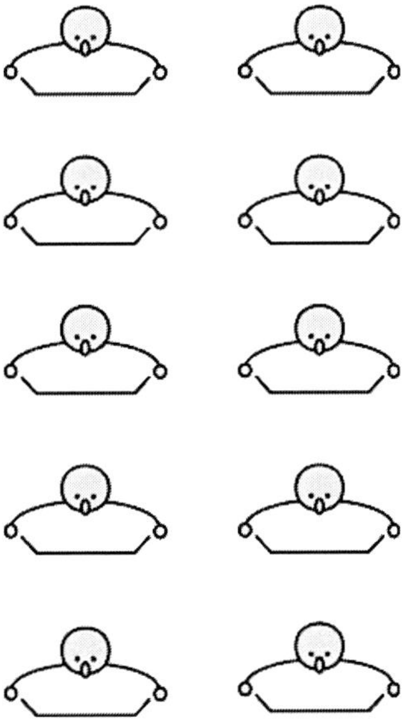

Doppel-Schlange
(je nach Situation im Raum gerade oder an die Platzverhältnisse angepasst)

Vierteldrehung am Platz nach rechts

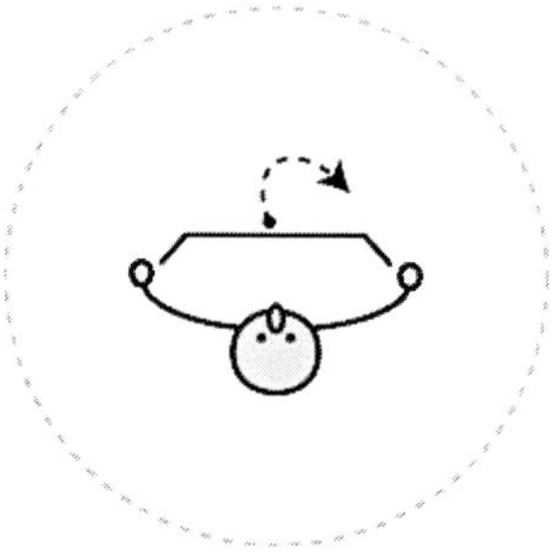

Ausgangsposition

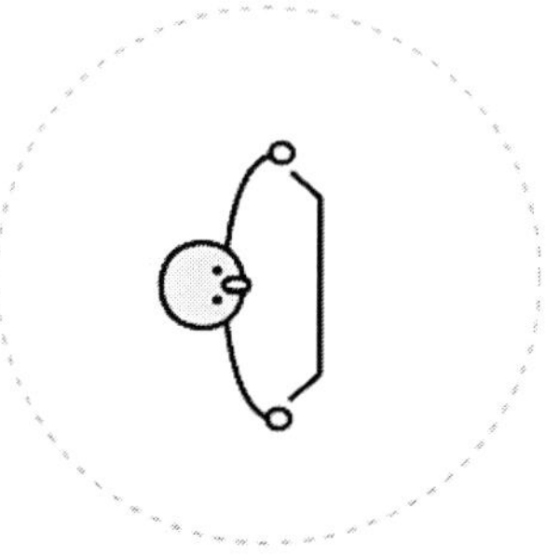

Endposition

Vierteldrehung am Platz nach links

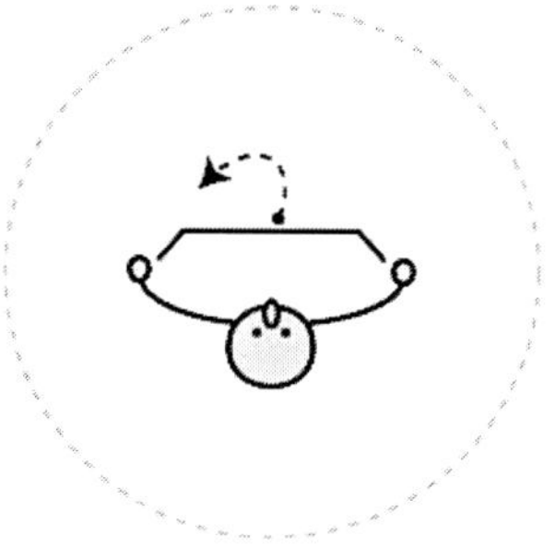

Ausgangsposition

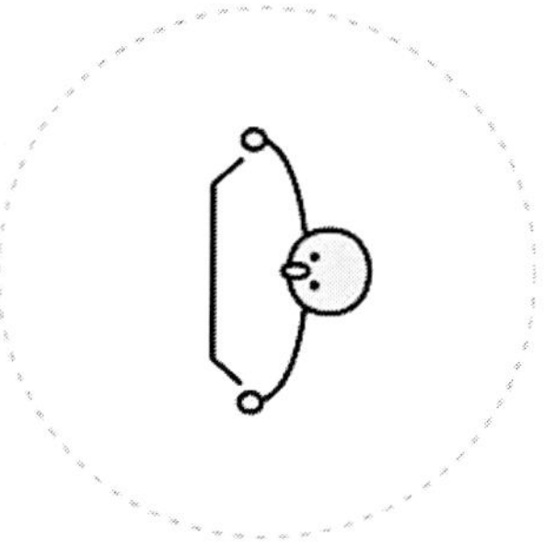

Endposition

Drehung um 180° am Platz nach rechts

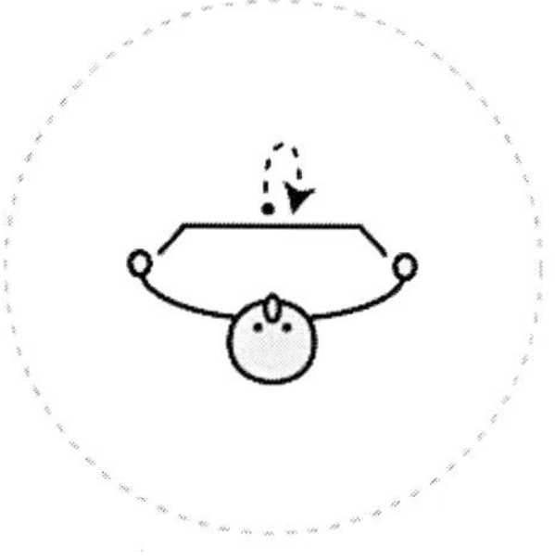

Ausgangsposition

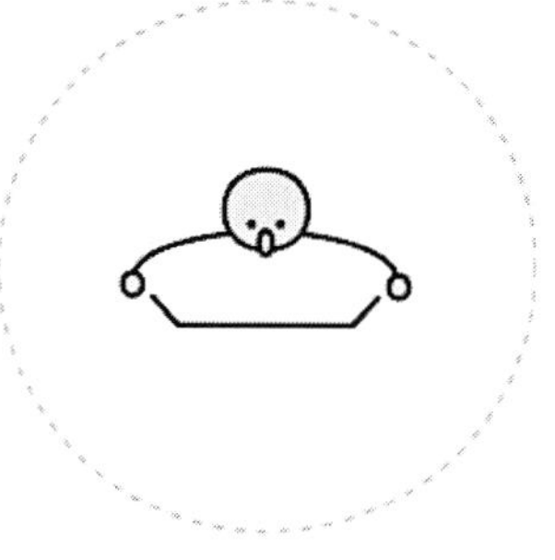

Endposition

Drehung um 180° am Platz nach links

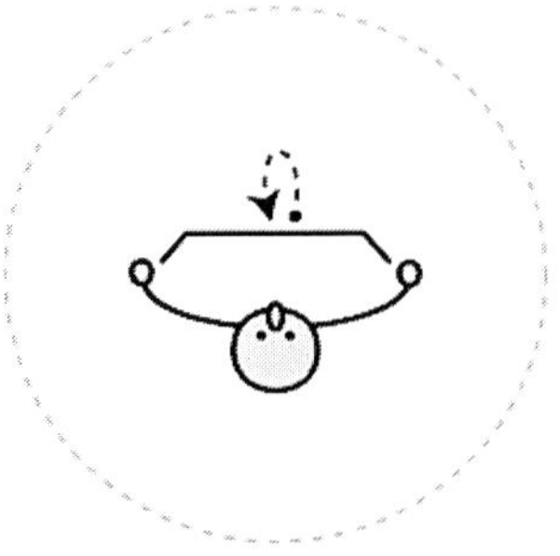

Ausgangsposition

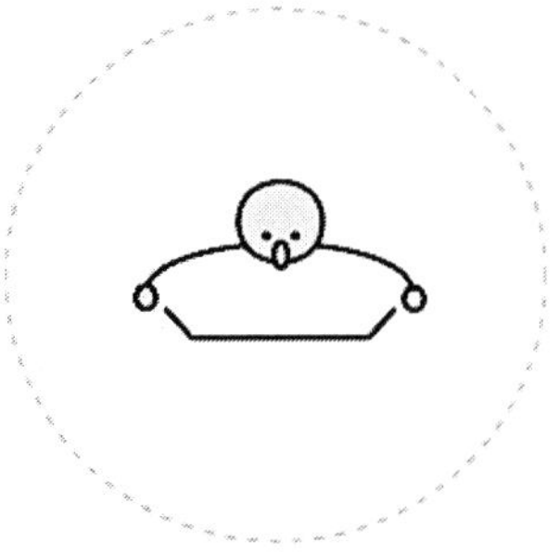

Endposition

Drehung im kleinen Wendekreis am Platz nach rechts

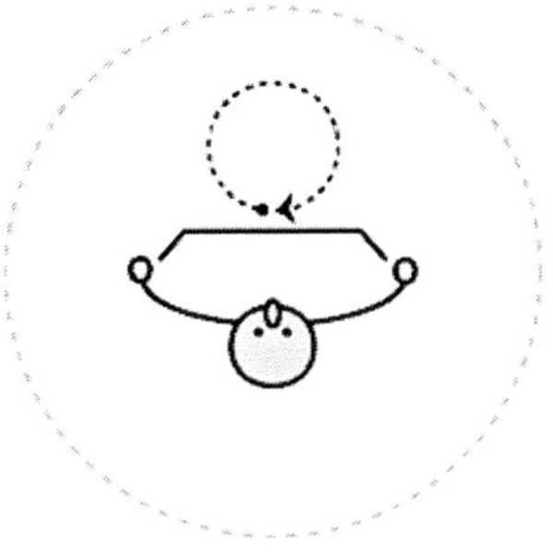

Ausgangsposition

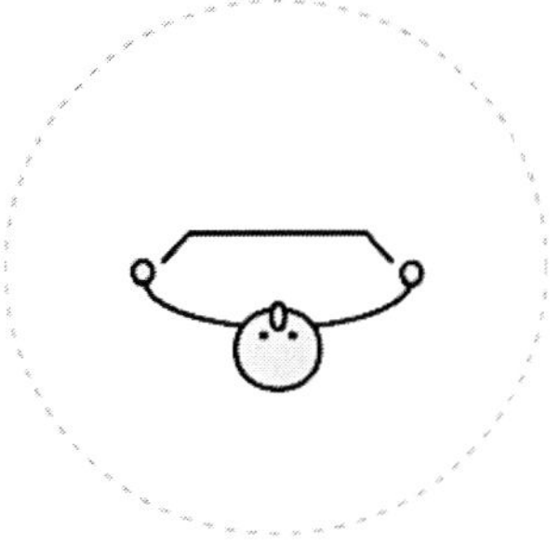

Endposition

Drehung im kleinen Wendekreis am Platz nach links

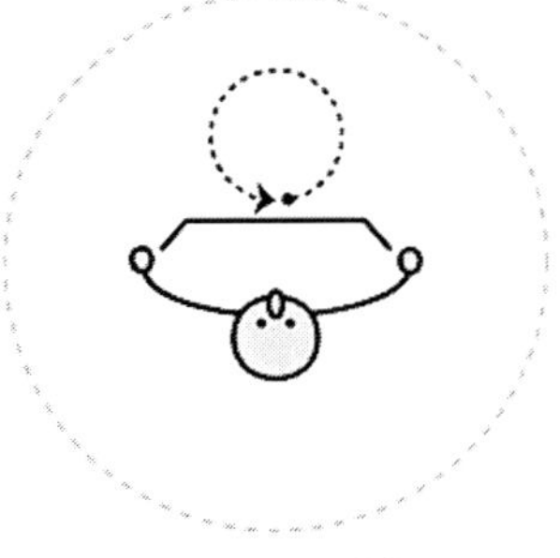

Ausgangsposition

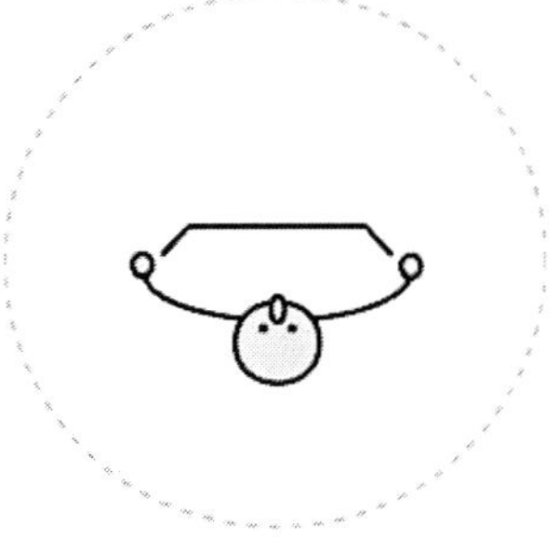

Endposition

Gehen

Sofern nicht anders beschrieben, bedeutet »Gehen«: Die Laufrichtung wird von der Blickrichtung der aktuellen Position bestimmt.

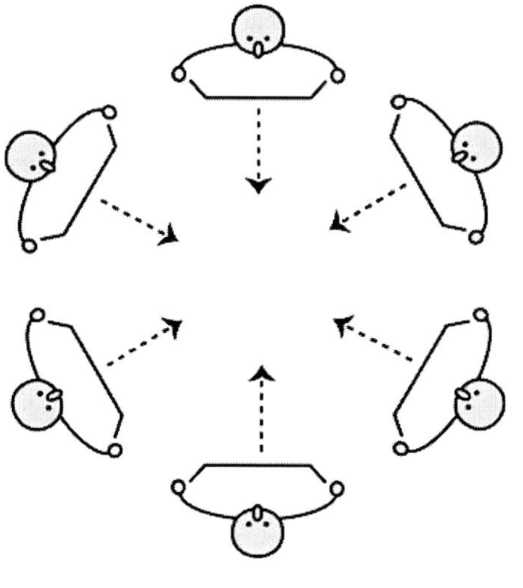

Beispiel: Gehen im Stirnkreis

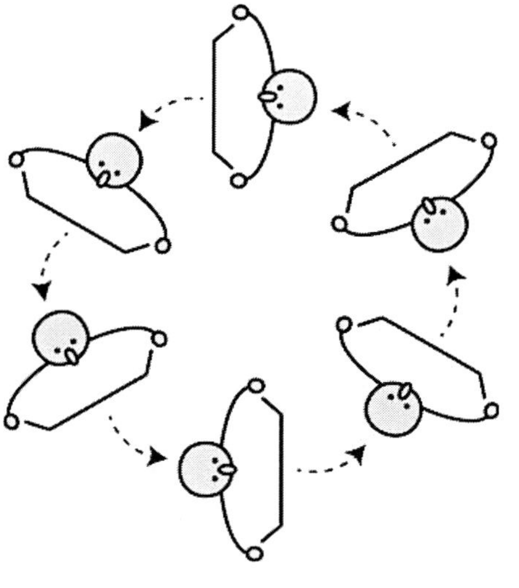

Beispiel: Gehen im Flankenkreis

4 So bauen Sie eine Tanzrunde auf

Ein Ritual ist ein wiederholtes, gleichbleibendes, regelmäßiges Vorgehen nach einer festgelegten Ordnung. Dies betrifft sowohl das Tanzen anhand einer Choreographie, im Gegensatz zur Tanzimprovisation, als auch die Gestaltung der Tanzrunde mit einem bestimmten Ablauf anhand von »Programmpunkten«. Rituale geben Halt, Orientierung und Sicherheit und stärken das Gemeinschaftsgefühl bzw. das Wir-Gefühl.

Bewährt hat sich eine überschaubare Gruppe mit maximal zwölf Teilnehmenden bei einer »Tanzlehrkraft« und mindestens zwei zusätzlichen Begleitpersonen.

4.1 Vorbereitungen

Am Rand des Raumes sind ausreichend Stühle verteilt und Getränke bereitgestellt, Stolperfallen wurden beseitigt. Die Musikanlage und gegebenenfalls Utensilien sind einsatzbereit. Alle Beteiligten sind mit gut sitzendem Schuhwerk ausgestattet, zum Beispiel darf es keine locker sitzenden Hausschuhe geben. Hörgeräte sind funktionsfähig.

HINWEIS

Nutzen Sie eine Musikanlage guter Qualität, so dass die Klänge ohne Störgeräusche klar und auf angenehme Weise wiedergegeben werden.

Als Vorbild und zur Motivation benutzt der »Tanzlehrer«/die »Tanzlehrerin« selbst auch einen Rollator.

Korrigieren Sie, wo nötig, um Gefahren zu minimieren. Ansonsten sind individuelle Bewegungsformen erwünscht, da jede Person der eigene Maßstab zur aktiven Teilnahme ist.

HINWEIS

Wenn im Folgenden von einem »Stuhl« die Rede ist, dann ist ein Stuhl im klassischen Sinne gemeint – nicht die Rollatorsitzfläche.

4.2 Erkennungsmelodie zum Aufwärmen mit Lockerungsübungen auf dem Stuhl

- Zehen locker auf- und abbewegen.
- Füße aus dem Fußgelenk vorsichtig kreisen.
- Die Fersen kurz anheben und wieder absenken.
- Mit den Fingern »Klavier spielen«.
- Hände aus dem Handgelenk heraus vorsichtig auf- und abbewegen.
- Hände aus dem Handgelenk heraus vorsichtig kreisen.
- Arme und Schultern »eincremen«.
- Mit den Armen locker pendeln.
- Mit den Schultern vorsichtig kreisen.

4.3 Freies Bewegen und Eintanzen durch den Raum

Zum Beispiel Blues, Rumba, langsamer Walzer, Slowfox, Tango, Bossa Nova, Cha-Cha-Cha

4.4 Tanzen mit einem bekannten Tanzschritt oder einer bekannten Choreographie

Im Sitzen auf dem Stuhl

1) Gegebenenfalls Handgeräte oder Accessoires austeilen.
2) Einen Musikausschnitt gemeinsam anhören.

Durch den Raum

3) Alle Bewegungsfolgen zu einem Teil der Musik oder als »Trockenübungen« ohne Musik einmal durchführen.
4) Ganzes Musikstück mit allen Bewegungsfolgen begleiten.

4.5 Pause

Mit Getränken und Zeit zum Austausch

4.6 Einführung eines neuen Tanzschrittes oder einer neuen Choreographie

Im Sitzen auf dem Stuhl

1) Gegebenenfalls Handgeräte oder Accessoires austeilen.
2) Teilnehmende zum Begleiten des Musikstückes einladen (Klatschen, Trommeln, Bewegen des Handgerätes, Singen etc.).
3) Die Musik gemeinsam anhören.

Durch den Raum

4) Erste Bewegungsfolge ohne Musik einüben.
5) Zweite Bewegungsfolge ohne Musik einüben.
6) Ggf. mit weiteren Bewegungsfolgen genauso vorgehen.
7) Ganzes Musikstück mit allen Bewegungsfolgen begleiten.

4.7 Erkennungsmelodie zum Ausklang mit gemeinsamem Schunkeln auf dem Stuhl oder Abschlusslied

HINWEIS ZU GEMA-GEBÜHREN

Die öffentliche Wiedergabe von Musik ist oftmals nicht kostenfrei möglich. Meist fallen Gebühren an, die an die GEMA zu entrichten sind. Die aktuell gültigen Regeln zur Musiknutzung finden Sie auf https://www.gema.de/musiknutzer/tarife-formulare/.

Die gute Nachricht ist allerdings, dass unter bestimmten Umständen das öffentliche Abspielen von Musik gebührenfrei ist. Und zwar besteht eine gesetzliche Vergütungsfreiheit für Veranstaltungen der Wohlfahrtspfle-

ge gemäß § 52 Abs. 1 Satz 3 UrhG, wobei die Voraussetzungen eng gesetzt sind:

1. Es muss sich um eine Veranstaltung der Jugendhilfe, der Sozialhilfe, der Alten- und Wohlfahrtspflege, der Gefangenenbetreuung oder um eine Schulveranstaltung handeln.
2. Die Veranstaltung darf nach ihrer sozialen und erzieherischen Zweckbestimmung nur einem abgrenzbaren Personenkreis zugänglich sein. Die Veranstaltung darf also nicht für beliebige Dritten offenstehen.
3. Die Veranstaltung muss ohne Erwerbszweck des Veranstalters stattfinden.
4. Insbesondere darf für die Teilnahme an der Veranstaltung kein Eintritt genommen werden.
5. Auch eventuelle Künstler, die auf der Veranstaltung auftreten, dürfen kein Entgelt für ihren Auftritt erhalten.

5 Tanzanleitungen

#1 A Tanzl mit'n Franzl

Dauer 3 Min. 34 Sek. | *Interpreten* Daniel Michlbauer & Florian Michlbauer

Musikverlauf

A – B – A – C – A

Bewegungsbeschreibung

Ausgangsposition Flankenkreis

Abschnitt A

Stehen. Im Wechsel a) die rechte Fußspitze aufstellen, die Ferse ist vom Boden entfernt – den Fuß in die Ausgangsposition zurücksetzen; b) die linke Fußspitze aufstellen, die Ferse ist vom Boden entfernt – den Fuß in die Ausgangsposition zurücksetzen.

→ Acht Einheiten

Stehen. Die rechte Hand zur Seite wegbewegen, in der Endposition ist der rechte Arm angewinkelt und bildet ein »V«, die Handfläche zeigt dabei nach oben – dann wieder zurück zur Ausgangsposition bewegen.

→ Acht Einheiten

Wiederholen.

Abschnitt B und C

Gehen.

BESONDERHEIT

Erst nach dem kurzen Auftakt mit dem Tanzen beginnen.

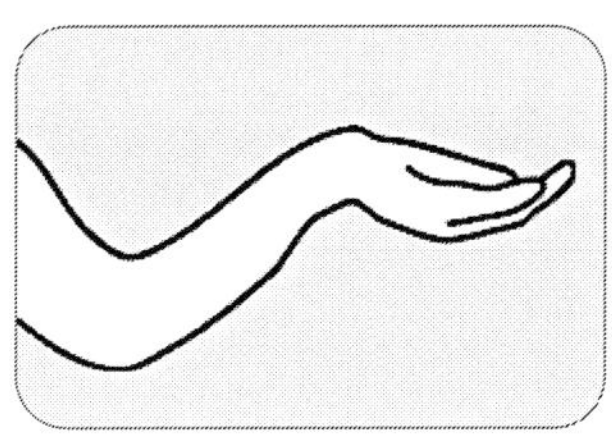

Armhaltung

Variante für fittere Personen

Entwickeln Sie gemeinsam ein eigenes Bewegungsmotiv für die Abschnitte B und C. Bewegen Sie in Abschnitt A abwechselnd die rechte und die linke Hand.

#2 Das Städtchen Kufstein

Dauer 2 Min. 3 Sek. | Interpret Edith Prock

Bewegungsbeschreibung

Einleitung und Strophen

Gehen im Flankenkreis. Zum Schluss drehen sich alle so, dass ein Stirnkreis entsteht.

Refrain

Je zwei sich gegenüberstehende Teilnehmende wechseln den Platz, indem sie sich quasi geradeaus und aneinander vorbeibewegen. Alle anderen schunkeln am Platz. Zum Schluss drehen sich alle zum Flankenkreis.

Abschluss

Winken.

BESONDERHEITEN

Je kleiner die Gruppe, desto kleiner der Kreis und desto höher insgesamt die Anzahl der Platzwechsel beim Refrain. Als Tanzleiterin/Tanzleiter gegebenenfalls ansagen, wer an der Reihe ist.

Variante für geübte Personen

Jeder bekommt ein Stofftaschentuch (Jonglier- oder Papiertaschentücher hätten zu wenig Gewicht). Während der Strophen verbleibt dies auf der Rollatorsitzfläche oder in der Jackentasche. Während des Stehens beim Refrain nutzt man es zum Zuwinken.

#3 Day-O (Banana Boat Song)

Dauer 3 Min. 2 Sek. | *Interpret* Harry Belafonte

Bewegungsbeschreibung

Ausgangsposition Flankenkreis

Einleitendes Element und Abschlusselement mit Trommelwirbel

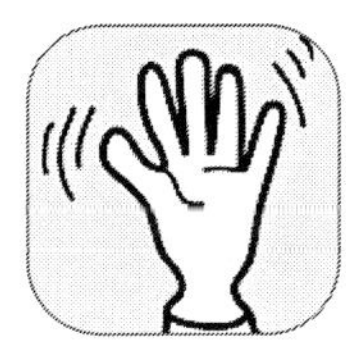

Stehen. Eine Hand vom Rollator lösen, der Unterarm und die Fingerspitzen weisen nach oben und die Handfläche nach vorne.

Die Hand aus dem Handgelenk heraus seitwärts hin und her drehen (Assoziation »Fahne im Wind«). Dann die Hand wieder zum Rollatorgriff führen.

Hauptteil Sänger

Stehen. Die Schultern gegengleich auf und ab bewegen.

Hauptteil »Daylight come and me wanna go home«

Vier Schritte gehen, das heißt: rechten Fuß vor – linken Fuß vor – rechten Fuß vor – linken Fuß neben den rechten setzen.

Variante für unsichere Personen

Einleitendes Element und Abschlusselement mit Trommelwirbel: Die Hände am Rollator belassen. Mit den Schultern gegengleich kreisen.

Hauptteile: siehe oben.

#4 Der größte Chor der Welt

Dauer 3 Min. 27 Sek. | Interpreten KLUBBB3

Bewegungsbeschreibung

Ausgangsposition Stirnkreis

Strophen

- Ich stell' mir vor …

Stehen. Die rechte Hand nach oben und wieder zurückführen. Die Handbewegung endet mit dem Auflegen der Handfläche auf der Brust.

- Zunächst mal … / Wer perfekt …

Stehen. Die rechte Hand in einem Bogen vom Herzen weg zur Seite und wieder zurück zum Rollatorgriff führen.

- Und die Stimme wird … / Und durch jede Haut …

Stehen. Die linke Hand nach oben und wieder zurückführen. Die Handbewegung endet mit dem Auflegen der Handfläche auf der Brust.

- Doch auf einmal … / Und ins Dunkel …

Stehen. Die linke Hand in einem Bogen vom Herzen weg zur Seite und wieder zurück zum Rollatorgriff führen.

- Und dann singen …

Stehen. Die rechte Hand nach oben und wieder zurückführen. Die Handbewegung endet mit dem Auflegen der Handfläche auf der Brust.

- Und in meinen schönsten ... / Und wir war'n uns ...

Stehen. Die rechte Hand in einem Bogen vom Herzen weg zur Seite und wieder zurück zum Rolaltorgriff führen.

Refrain

- Millionen Stimmen ...

Gehen zur Kreismitte.

- Wir sind der größte ...

Drehung um 180° am Platz nach rechts.

- Millionen Träume ...

Gehen in Richtung Wand.

- Wir sind der größte ...

Drehung um 180° am Platz nach rechts, alle stehen wieder an ihrer ursprünglichen Position im großen Kreis.

- Singing Glori-Hallelujah, Hallelujah, ahhh

Stehen. Den linken Arm neben dem Körper auf und ab bewegen (»Flügelschlag«).

Abschluss am Liedende
Noch einmal zur Kreismitte gehen, dann nicht drehen, sondern die rechte Hand in einem Bogen vom Herzen weg zur Seite und wieder zurückführen. Die Handbewegung endet mit dem Auflegen der Handfläche auf der Brust.

Variante mit Handgerät

Um das Handgelenk wird ein Tuch gebunden.

#5 Habanera

Dauer 2 *Min.* 47 *Sek.* | *Interpretin* *Katherine Jenkins*

Musikverlauf

Strophe – Refrain – Strophe mit sieben Akzenten – Strophe – Refrain – Strophe mit drei Akzenten.

BESONDERHEIT

»Akzente« meint: Das Orchester spielt jeweils kurz energischer, teilweise ohne Gesangsbegleitung.

Bewegungsbeschreibung

Ausgangsposition Flankenkreis

Strophen

Rechter Fuß vor – linker Fuß vor – rechter Fuß vor – linken Fuß neben dem rechten Fuß platzieren. Entsprechend wiederholen.

Akzent = Stehen. Einen Arm zur Seite ausstrecken und dabei mit dem Handgelenk eine Drehbewegung ausführen (»Flamenco«) und den Arm wieder zurückführen.

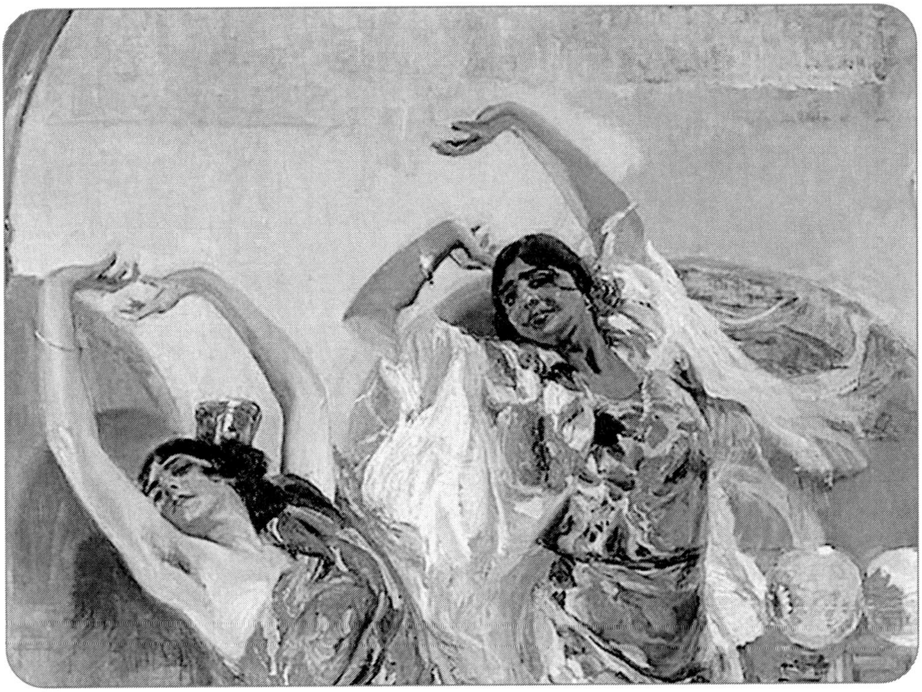

Aus einem Bild von Joaquín Sorolla, 1914.

Refrain

L'amour = Stehen. Eine Hand diagonal nach schräg oben und wieder zurück bewegen. Bei der Aufwärtsbewegung weist die Handfläche nach unten, bei der Aufwärtsbewegung weist die Handfläche nach vorne.

D. h. pro Wortnennung eine Armbewegung, also einmal auf und ab.

Variante für fitte Personen

Die Arme bzw. Hände bewegen sich im Wechsel, so dass abwechselnd das rechte und das linke Körperteil zum Einsatz kommen.

#6 Hernando's Hideaway

Dauer 2 *Min. 39 Sek.* | *Interpreten Alfred Hause's Tango Orchestra*

Musikverlauf

A – B – A – B – A

Bewegungsbeschreibung

Ausgangsposition Flankenkreis

A

Rechts vor – links vor – den Oberkörper leicht nach vorne beugen – den Oberkörper zurückbewegen.

Wiederholen.

Achtung: Zum Schluss bzw. bevor Teil B vertanzt wird, sollten die Füße wieder nebeneinander in der Ausgangsstellung platziert sein.

B

Zweimal die linke Ferse vom Boden abheben und das Knie leicht beugen, so dass der Fuß den Boden kurz nicht berührt, dann wieder absetzen. Einmal mit der Hüfte kreisen.

Wiederholen.

Einfachere Variante

In Abschnitt B nicht die Ferse bewegen, sondern die Schultern nach oben und wieder nach unten bewegen. Danach zur Lockerung mit den Schultern kreisen anstatt mit der Hüfte.

#7 Hudschei Hei

Dauer 4 Min. 24 Sek. | Interpret Hansi Hinterseer

Bewegungsbeschreibung

Ausgangsposition

Flankenkreis mit gerader Anzahl an Teilnehmenden. Jede zweite Person blickt nach rechts →, die restlichen Teilnehmenden blicken nach links ←, sodass sich (bei gerader Teilnehmerzahl) immer zwei Teilnehmende ansehen: → ← (siehe Abb. 1).

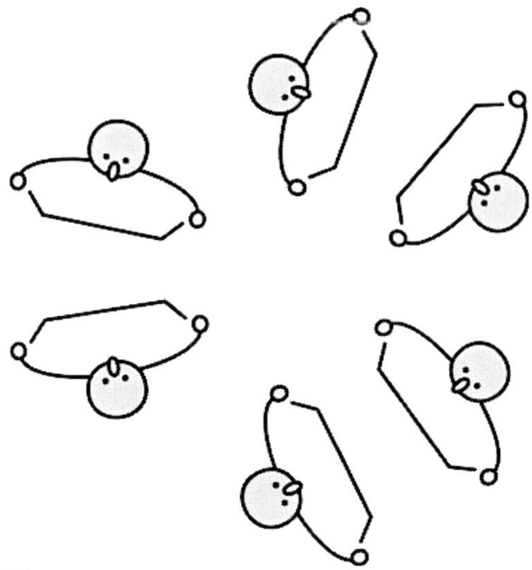

Abb. 1 Ausgangsposition

Instrumentalelemente

Stehen (Abb. 1). Im Wechsel a) die rechte Ferse leicht anheben und wieder aufsetzen; b) die linke Ferse leicht anheben und wieder aufsetzen.

Alternativ können auch die Handballen das Bewegungsbild ausführen, die sich dann im Wechsel kurz vom Rollatorgriff entfernen.

Strophen

Je zwei gegenüberstehende Teilnehmende bilden ein Tanzpaar (→ ←). Jedes Tanzpaar bewegt sich zusammen in einem kleinen Kreis (siehe Abb. 2).

Bei *»Hudschei Hei … Hei Ho«* stehen, das Tanzpaar begrüßt sich, zum Beispiel indem es sich die Hand reicht.

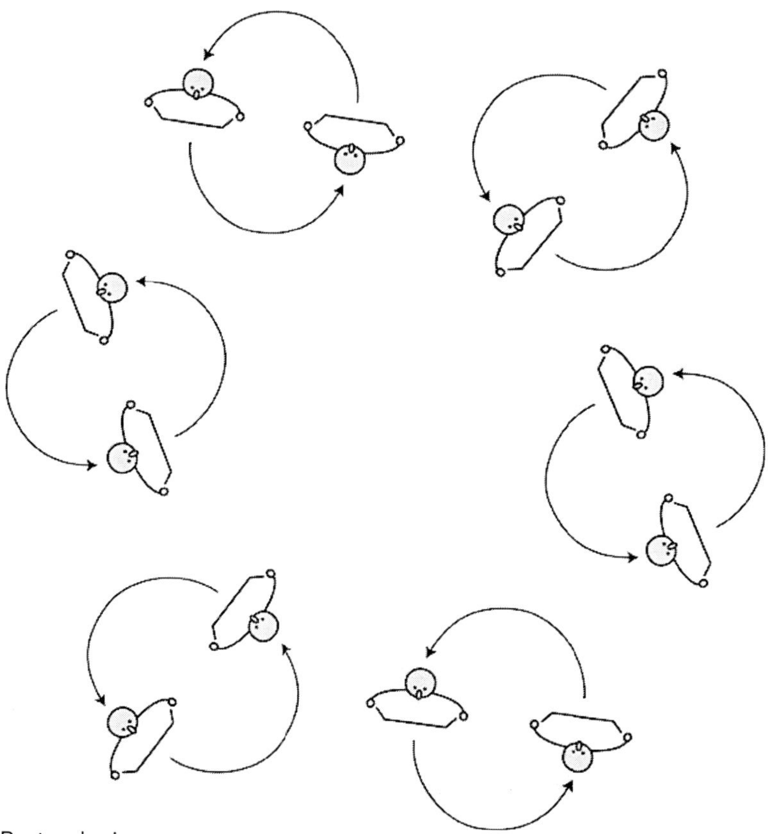

Abb. 2 Partnerkreise

Refrain

In Schlangenlinien um die entgegenkommenden Teilnehmenden herumgehen, so dass sich alle auf ihrer Kreisbahn durch den Raum bewegen (siehe Abb. 3 und 4).

Zum Schluss wieder in der oben beschriebenen Ausgangsposition ankommen, in der Regel ergeben sich so neue Tanzpaare.

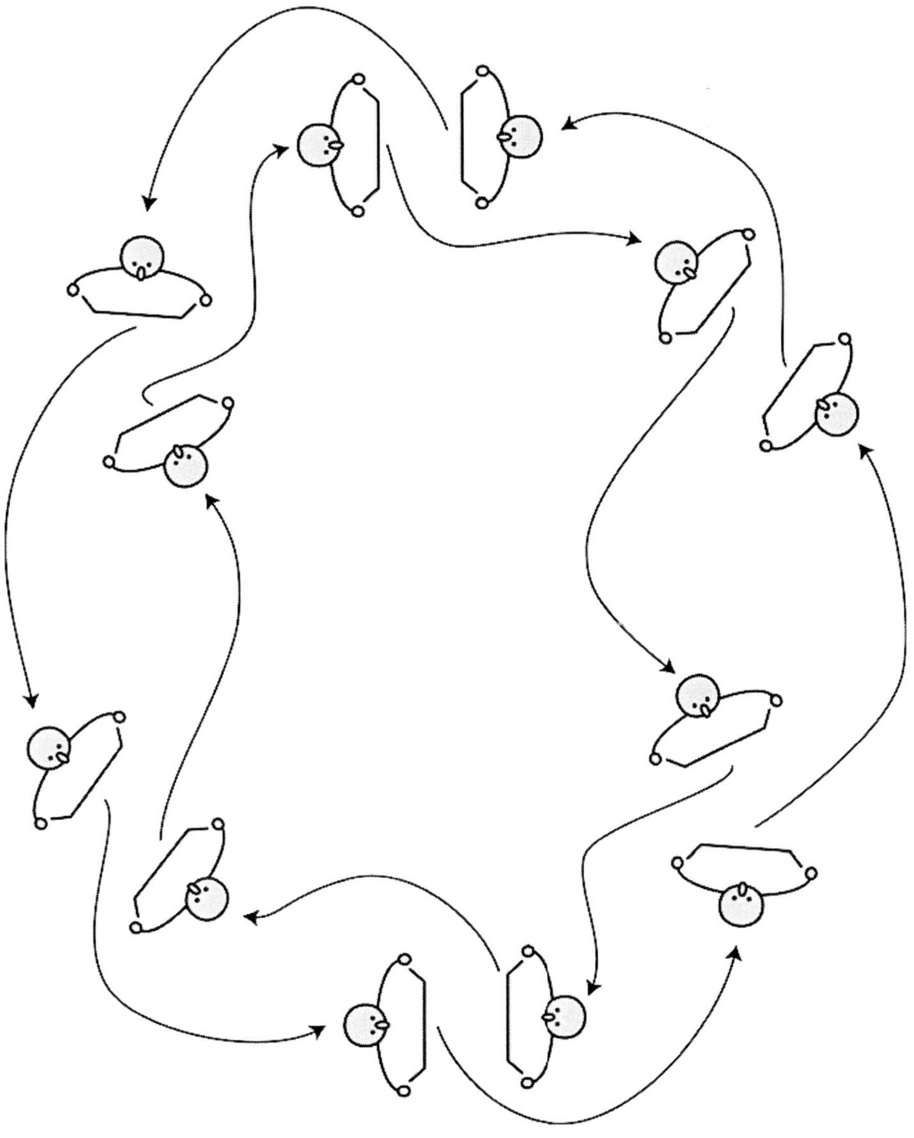

Abb. 3 Schlangenlinien, erster Positionswechsel

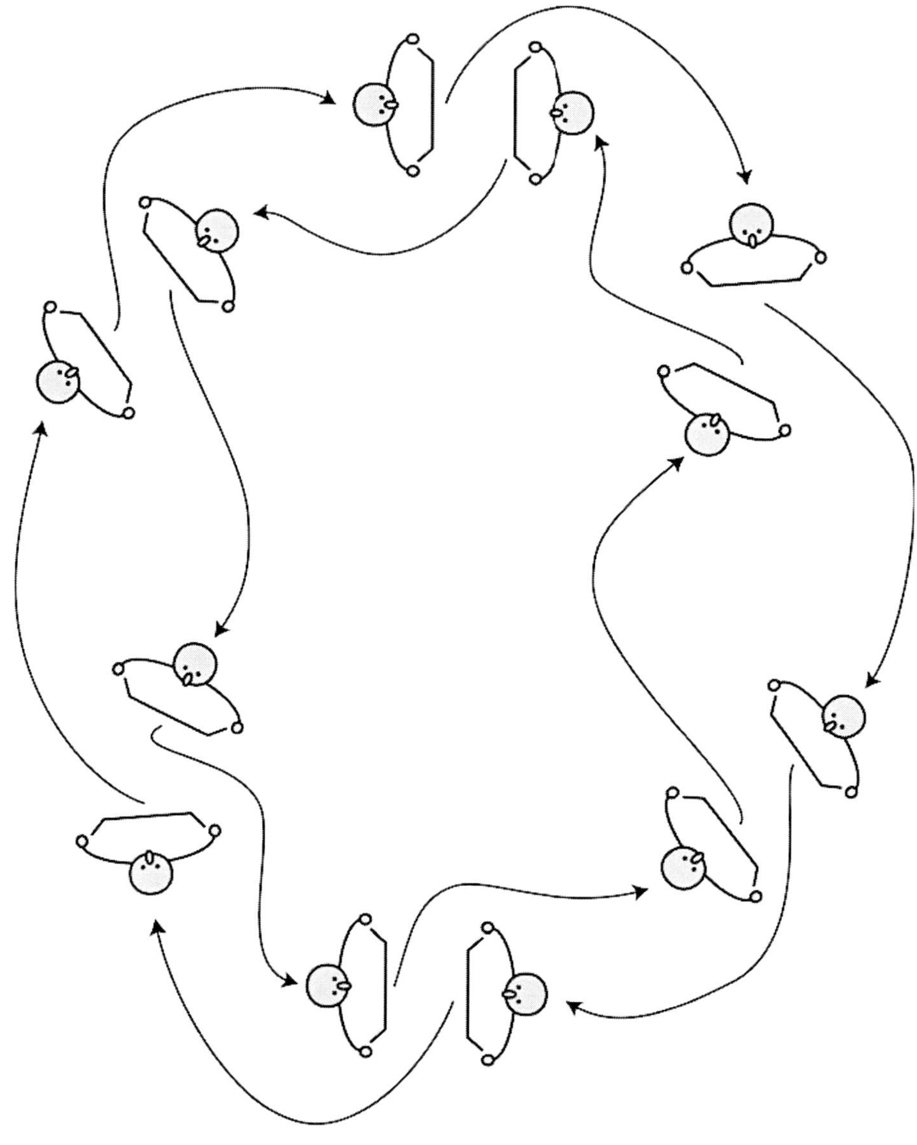

Abb. 4 Schlangenlinien, zweiter Positionswechsel

MÖGLICHKEIT ZUR LEICHTEREN UMSETZUNG

Auf dem Boden Klebepunkte anbringen.

#8 Im Fruajahr, wann da Schnea weggeht

Dauer 3 Min. 10 Sek. | *Interpreten* Loisachtaler Dreigsang

Bewegungsbeschreibung

Ausgangsposition Flankenkreis

Instrumentalelemente

Gehen im Flankenkreis. Zum Schluss Vierteldrehung am Platz nach links zum Stirnkreis.

Beispielstrophe

- Im Fruahjahr, wann da Schnea weggeht, gehn Holzknecht mir an Wald.

Drehung im kleinen Wendekreis am Platz nach rechts.

- An Kobl, der aus Rindn is, da bleibn ma jung und alt.

Drehung im kleinen Wendekreis am Platz nach links.

- Mir schneidn de Bam, die größtn her, für so an Holzknecht is an Ehr.

Stehen. Den Rollator nach vorne wegschieben, dann den Rollator wieder heranziehen. Insgesamt zweimal ausführen.

- Wenn er im Schlagn net is da Letz und arbat frisch und gsetzt.

Zur Kreismitte gehen. Drehung um 180° am Platz nach rechts.

- Wenn er im Schlagn net is da Letz und arbat frisch und gsetzt.

Zum Ausgangspunkt gehen. Vierteldrehung am Platz nach links zum Flankenkreis.

Jodelelement … *und arbat frisch und gsetzt.*

Gehen im Flankenkreis.

#9 Im Wagen vor mir

Dauer 3 Min. 30 Sek. | Interpret Henry Valentino

Bewegungsbeschreibung

Ausgangsposition

Flankenkreis mit Innen- und Außenkreis, beide Kreise mit derselben Blickrichtung. Falls eine ungerade Teilnehmerzahl vorliegt, wird der Außenkreis vergrößert z. B. Innenkreis 3 Personen, Außenkreis 6 Personen.

Strophen Männerstimme

Im Wechsel a) acht Einheiten bzw. vier Grundschläge: Stehen. Mit einer Hand winken; b) acht Einheiten bzw. vier Grundschläge: Gehen.

Silbengesang Männerstimme

Gehen.

Strophen Frauenstimme

Im Wechsel a) acht Einheiten bzw. vier Grundschläge: Stehen. Eine Hand mehrmals in Richtung der zugehörigen Schulter führen, indem der Arm gebeugt wird – d. h. bei Einsatz der rechten Hand diese in Richtung rechte Schulter bewegen. Die Finger sind dabei zur Faust angewinkelt, nur der Daumen ist abgespreizt (Geste »Anhalter«). b) acht Einheiten bzw. vier Grundschläge: Gehen.

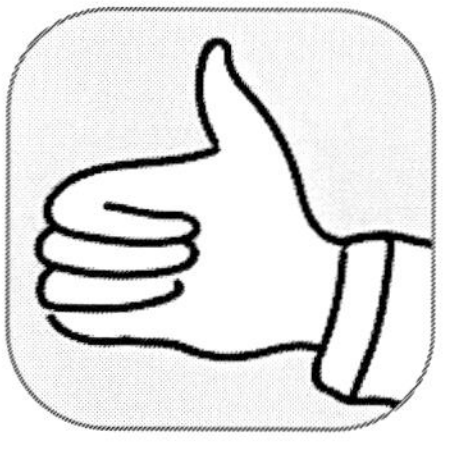

Variante für fitte Personen

Ausgangsposition: Flankenkreis mit Innen- und Außenkreis, Kreise mit entgegengesetzter Blickrichtung

#10 In dir ist Freude

Dauer 2 Min. 35 Sek. | *Interpretin* Robin Bullock

Bewegungsbeschreibung

Ausgangsposition Stirnkreis

Abschnitt A

In die Kreismitte gehen. Wieder zurückgehen. Das heißt: vorwärts gehen, dann rückwärts gehen.

Je nach Größe des Kreises ein- oder zweimal ausführen.

Abschnitt B

Vierteldrehung am Platz nach rechts, so dass ein Flankenkreis entsteht. Im Kreis gehen. Zum Schluss erfolgt eine Vierteldrehung nach links, so dass alle wieder zur Kreismitte ausgerichtet sind.

TIPP

Diese einfache Choregraphie besteht aus zwei Hauptelementen des Volkstanzes und lässt sich auf weitere Musikstücke übertragen.

Weiteres Beispiel »Mit wunder jezunder« (Zupfgeigenhansel)

Instrumentalelemente: Flankenkreis. Stehen und den Oberkörper seitlich hin und her wiegen.

Abschnitt A etwa *»Mit wunder jezunder … verachtet das Baurengeschlecht«*: Flankenkreis. Im Kreis gehen.

Abschnitt B etwa *»Er bildet ihm … Scheuren so leer«*: Stirnkreis. Zur Kreismitte und zurück bewegen.

Weiteres Beispiel »Zum Tanze da geht ein Mädel« (Ulli Boegershausen)

Einleitendes Element, Abschnitt A und Brücke in der Mitte des Musikstücks: Flankenkreis. Im Kreis gehen.

Abschnitt B: Stirnkreis. Zur Kreismitte und zurück bewegen.

#11 Irischer Segen – Möge die Straße uns zusammenführen

Dauer 4 Min. 5 Sek. | Interpretin Sigrun Bankwitz

Bewegungsbeschreibung

Ausgangsposition

Äußerer und innerer Flankenkreis mit entgegengesetzter Laufrichtung.

Die Kreise sollten aus jeweils gleich vielen Tanzenden bestehen, zum Beispiel sechs Personen im Außenkreis und sechs Personen im Innenkreis.

Strophen und Instrumentalelement

Gehen.

Refrain

- Und bis wir uns wiedersehen

Stehen. Die rechte Hand ist vor der Brustpartie positioniert, so dass Unterarm und Hand eine Waagrechte bilden – die Fingerspitzen beschreiben mittels Drehung des Handgelenks Kreise. Dabei Blickkontakt mit einer anderen Person aufbauen.

- Halte Gott dich fest in seiner Hand

Stehen. Mit der rechten Hand den linken Schulterbereich berühren bzw. die Handfläche auf den Bereich zwischen Herz und Schulter auflegen. Dabei Blickkontakt beibehalten.

Variante für fittere Personen

Im Abschnitt »Stophen und Instrumentalelement« eine Drehung um 180° einbauen. Vielleicht finden Sie gemeinsam noch andere darstellende Gesten für den Refrain?

#12 Jambalaya

Dauer 3 Min. 40 Sek. | *Interpreten* The Carpenters

Bewegungsbeschreibung

Ausgangsposition Flankenkreis

Choreographie

a) Acht Schritte gehen.
b) Stehen. Mit einer Hand auf den entsprechenden Oberschenkel klatschen. → Acht Einheiten.
c) Acht Schritte gehen.
d) Stehen. Leicht mit einer Hand auf den Brustbereich »klopfen«, das heißt mit der Handinnenfläche. → Acht Einheiten.
e) Von vorne beginnen.

Variante für fitte Personen

Gehen und andere beliebige Bewegungsmuster, die im Stehen oder Gehen getanzt werden, mixen. Dazu das ergänzende Bewegungsmuster rechtzeitig ansagen.

Einfachere Variante

Die Länge der Bewegungspassagen verdoppeln, so dass ausreichend Zeit zum Anpassen beim Bewegungswechsel verbleibt. 12 Schritte – 12-mal Klatschen – 12 Schritte – 12-mal »Klopfen«.

#13 Manchmal

Dauer 3 Min. 2 Sek. | *Interpret Peter Kraus*

Bewegungsbeschreibung

Ausgangsposition Flankenkreis

Instrumentalelement zu Beginn des Musikstücks

Stehen. Den Oberkörper seitlich hin und her wiegen.

Strophen »Manchmal ...« und Instrumentalelement in der Mitte des Musikstücks

Sechzehn Schritte gehen (→). Drehung nach rechts um 180°. Weitergehen (←).

Refrain »Wär' ...« und Abschluss »Würden ...«:

Stehen. Im Wechsel a) den rechten Arm zur Seite bewegen, wobei dieser angewinkelt bleibt. In der Endposition zeigt die Handfläche nach vorne und die Fingerspitzen weisen zur Seite. – Die Hand wieder zum Rollator führen; b) den linken Arm zur Seite bewegen, wobei dieser angewinkelt bleibt. In der Endposition zeigt die Handfläche nach vorne und die Fingerspitzen weisen zur Seite. – Die Hand wieder zum Rollator führen.

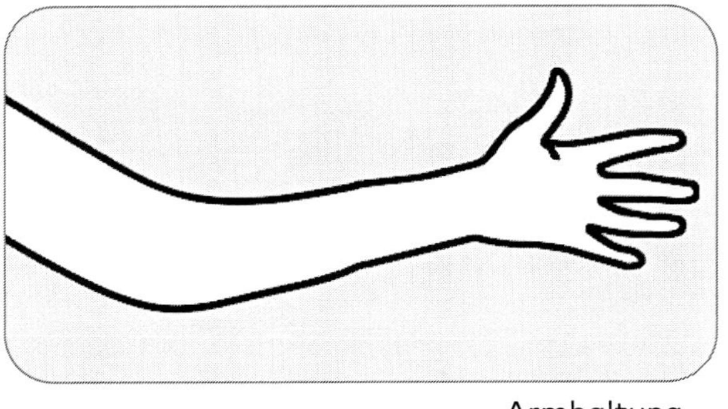

Armhaltung

Variante für unsichere Personen

Instrumentalelement zu Beginn des Musikstücks

Siehe oben.

Strophen

Die Hände am Rollator belassen. Im Wechsel a) die Hüfte leicht nach rechts und wieder zurückführen; b) die Hüfte leicht nach links und wieder zurückführen.

Refrain

Siehe oben.

#14 Moon river

Dauer *3 Min. 1 Sek.* | *Interpretin* *Audrey Hepburn*

Bewegungsbeschreibung

Ausgangsposition Flankenkreis

Grundschritte

Rechts vor – links vor – rechts neben links	= 1 – 2 – 3 = a
Links vor – rechts vor – links neben rechts	= 1 – 2 – 3 = b
Rechts zurück – links zurück – rechts zurück	= 1 – 2 – 3 = c
Links zurück – rechts zurück – links zurück	= 1 – 2 – 3 = d

Walzer-Zählweise

1 – 2 – 3, 1 – 2 – 3, 1 – 2 – 3, 1 – 2 – 3 …

Bewegungsabfolge

Abschnitt 1

Drei Grundschritte gehen.	a – b – a
Vierteldrehung am Platz nach links zum Stirnkreis.	links – rechts – links
Einen Grundschritt nach vorne.	a
Einen Grundschritt zurück.	d
Einen Grundschritt nach vorne.	a
Einen Grundschritt zurück.	d

Abschnitt 2

Im Wechsel

a) Stehen. Eine Verbeugung andeuten, indem die rechte Hand zuerst nach vorne und dann nach rechts unten geführt wird.

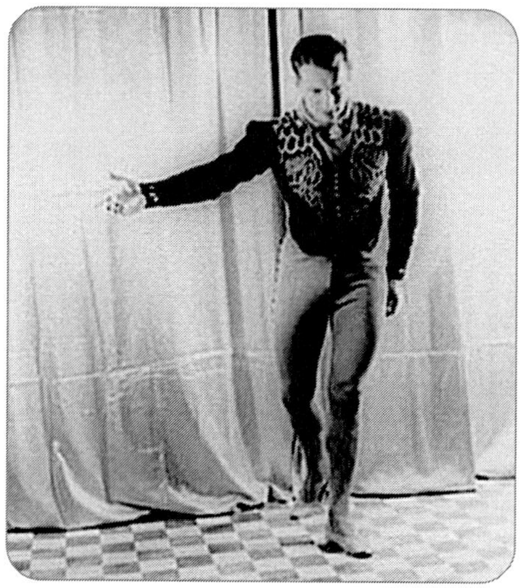

Fotografie von Carl van Vechten, 1941

b) Stehen. Eine Verbeugung andeuten, indem die linke Hand zuerst nach vorne und dann nach links unten geführt wird.

Insgesamt vier Verbeugungen.

Abschnitt 3

Drehung im kleinen Wendekreis am Platz nach rechts innerhalb von vier Einheiten bzw. Grundschlägen.

Stehen. Das Körpergewicht zweimal auf die rechte Körperseite verlagern und wieder in die Ausgangsposition bzw. Wiegebewegung nach rechts.

Drehung im kleinen Wendekreis am Platz nach links innerhalb von vier Einheiten bzw. Grundschlägen.

Stehen. Das Körpergewicht zweimal auf die linke Körperseite verlagern und wieder in die Ausgangsposition bzw. Wiegebewegung nach links.

Abschnitt 4

Vierteldrehung am Platz nach rechts zum Flankenkreis.	rechts – links – rechts
Drei Grundschritte gehen.	b – a – b

Stehen. Zweimal einen »Hofknicks« andeuten.

Abschnitt 5

Sämtliche Bewegungsmotive bis zum Ende des Liedes in der beschriebenen Reihenfolge wiederholen.

TIPP

Die Choreographie kann auf nahezu alle langsamen Walzermelodien übertragen werden. Zum Beispiel »Ich tanze mit dir in den Himmel hinein«, »Für mich soll's rote Rosen regnen« oder »Are you lonesome tonight«.

Der Bewegungseinsatz erfolgt zu Tanzbeginn mit dem Einsatz des Gesangs.

Einfachere Variante

Lassen Sie ein Bewegungselement weg. Zum Beispiel Abschnitt 3.

#15 Oh Susanna

Dauer 3 Min. 34 Sek. | *Interpreten* Bobby Joe Bratcher and The Countryboys

Bewegungsbeschreibung

Ausgangsposition Linienquadrat

Strophen ohne Gesang

Stehen. Den rechten Fuß nach rechts versetzen – den Fuß zurückführen. Den linken Fuß nach links versetzen – den Fuß zurückführen. Gegebenenfalls wiederholen.

Strophen mit Gesang

Vierteldrehung nach rechts am Platz. Gehen. Vierteldrehung nach rechts am Platz. Gehen. Gegebenenfalls weiterführen.

Beispielstrophe

- I come from Alabama with my banjo on my knee

Vierteldrehung nach rechts am Platz (1).

- I'm gone to Louisiana, my true love for to see

Gehen (2).

- It rained all night the day I left, the weather it was dry

Vierteldrehung nach rechts am Platz (3).

- The sun so hot I froze to death, Susanna don't you cry

Gehen (4).

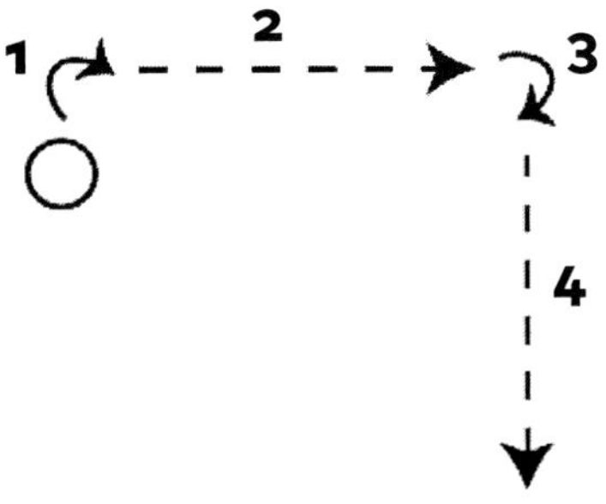

○ = Ausgangspunkt

Refrain

- *Oh Susanna*	Stehen. Dreimal mit den Zehenspitzen eines Fußes auf den Boden tippen, die Ferse verbleibt am Boden.
- *Don't you cry for me*	Stehen. Mit einer Faust unter dem Auge eine Drehbewegungen ausführen (als Symbol für »Weinen«).
- *I come from Alabama*	Den rechten Fuß nach vorne setzen – den linken Fuß daneben platzieren.
- *With my banjo on my knee*	Den rechten Fuß nach hinten aufsetzen – den linken Fuß daneben platzieren.

#16 Que sera, sera

Dauer 2 Min. 4 Sek. | *Interpretin* Doris Day

Bewegungsbeschreibung

Ausgangsposition Zwei sich gegenüber stehende Reihen

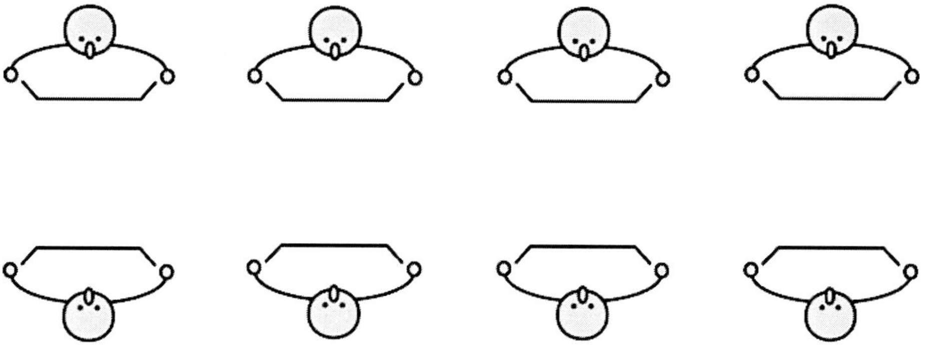

Grundschritt

Rechts vor – links daneben = ein Schritt.

Rechts zurück – links daneben = ein Schritt.

D. h. der rechte Fuß beginnt immer und wird vor oder zurück gesetzt, dann wird der linke Fuß neben den rechten gesetzt.

Bewegungsabfolge

Einleitendes Element

Stehen. Den Oberkörper leicht seitlich hin und her wiegen.

Strophe 1 (just a little girl …)

Gehen: Vier Schritte aufeinander zugehen, vier rückwärtsgehen – zweimal.

Refrain

Gehen: Zwei Schritte aufeinander zugehen, zwei rückwärtsgehen.

Stehen. Den rechten Arm mehrmals zur Seite und zurückführen, die Hand beschreibt somit einen nach oben geöffneten Bogen.

Strophe 2 (grew up and fell …)

Gehen: Vier Schritte aufeinander zugehen, vier rückwärtsgehen – zweimal.

Refrain

Gehen: Zwei Schritte aufeinander zugehen, zwei rückwärtsgehen.

Stehen. Den rechten Arm mehrmals zur Seite und zurückführen, die Hand beschreibt somit einen nach oben geöffneten Bogen.

Überleitung
Vierteldrehung nach rechts und dabei einen Flankenkreis bilden.

Strophe (children of my own …)

Gehen. Zum Schluss Vierteldrehung am Platz nach links und dabei einen Stirnkreis bilden.

Refrain

Gehen: Zwei Schritte aufeinander zugehen, zwei rückwärtsgehen.

Stehen. Den rechten Arm mehrmals zur Seite und zurückführen, die Hand beschreibt somit einen nach oben geöffneten Bogen.

BESONDERHEIT

Geeignet für eine kleine Tanzgruppe z. B. acht Personen.

#17 Tennessee Waltz

Dauer 2 Min. 56 Sek. | Interpretin Ireen Sheer
(aus dem Album »Gestern & Heute«)

Bewegungsbeschreibung

Ausgangsposition Stirnkreis

Zählweise 1 – 2, 1 – 2, 1 – 2, 1 – 2 ... → Bewegungsausführung auf 1.

Instrumentalelemente Freies Bewegen am Platz.

BESONDERHEIT

Orientierung bei den Fußbewegungen am Grundschlag auch in Bezug auf den Bewegungseinsatz.

Strophen

Vier Schritte in die Kreismitte, das heißt: rechts vor – links daneben – rechts vor – links daneben – rechts vor – links daneben – rechts vor – links daneben.

Vier Schritte zurück, das heißt: rechts zurück – links daneben – rechts zurück – links daneben – rechts zurück – links daneben – rechts zurück – links daneben.

Wiederholen.

Refrain (Bewegungsausführungen am Platz)

- *Tanzten verliebt ... Ten-Ten-Tennessee Waltz*

Den rechten Fuß nach rechts versetzen, gleichzeitig den linken Arm nach links ausstrecken. Fuß und Hand wieder zurück zum Rollator.

Den linken Fuß nach links versetzen, gleichzeitig den rechten Arm nach rechts ausstrecken. Fuß und Hand wieder zurück zum Rollator.

Den rechten Fuß nach rechts versetzen, gleichzeitig den linken Arm nach links ausstrecken. Fuß und Hand wieder zurück zum Rollator.

Den linken Fuß nach links versetzen, gleichzeitig den rechten Arm nach rechts ausstrecken. Fuß und Hand wieder zurück zum Rollator.

- Aber ich (aber sie)

Die flache Hand als Waagrechte vor der Mundpartie platzieren, der Handrücken zeigt in Richtung Kreismitte.

- sah allein (ganz allein)

Die flache Hand als Waagrechte vor der Stirnpartie platzieren, der Handrücken zeigt in Richtung Decke.

- Ihnen nur zu

Die Hand vom Kopf weg zur Brustpartie führen, die Hand bildet dann eine Schale.

- Tanzten verliebt ... Ten-Ten-Tennessee Waltz

Den rechten Fuß nach rechts versetzen, gleichzeitig den linken Arm nach links ausstrecken. Fuß und Hand wieder zurück zum Rollator.

Den linken Fuß nach links versetzen, gleichzeitig den rechten Arm nach rechts ausstrecken. Fuß und Hand wieder zurück zum Rollator.

Den rechten Fuß nach rechts versetzen, gleichzeitig den linken Arm nach links ausstrecken. Fuß und Hand wieder zurück zum Rollator.

Den linken Fuß nach links versetzen, gleichzeitig den rechten Arm nach rechts ausstrecken. Fuß und Hand wieder zurück zum Rollator.

- Ich sah zu (sie sah zu)

Die flache Hand als Waagrechte vor der Stirnpartie platzieren, der Handrücken zeigt in Richtung Decke.

- Bei dem Ten-Ten-Tennessee Waltz

Die Hand vom Kopf weg zur Brustpartie führen, die Hand bildet dann eine »Schale«, das heißt, der Handrücken zeigt in Richtung Boden und die Handfläche nach oben, die Finger sind leicht gebeugt und die Fingerspitzen zeigen nach oben.

Einfachere Variante

Beim Refrain entweder den Fuß oder den Arm bewegen.

#18 That's Amore

Dauer 3 *Min.* 7 *Sek.* | *Interpret* *Dean Martin*

Bewegungsbeschreibung

Ausgangsposition Flankenkreis

Bewegungsablauf

Einsatz ab *»moon hits your ...«*.

Im Wechsel a) acht Einheiten bzw. acht Grundschläge: Gehen; b) acht Einheiten bzw. acht Grundschläge: Stehen. Linke Handfläche auf den Herzbereich der Brust auflegen, insgesamt acht Armbewegungen.

BESONDERHEITEN

Das Tempo der Musik wird immer wieder zurückgenommen (0 Min. 44 Sek., 1 Min. 35 Sek., 2 Min. 14 Sek., 2 Min. 35 Sek.). An diesen Stellen entsprechend das Bewegungstempo anpassen oder den Bewegungseinsatz verzögern.

Variante für fittere Personen

Acht Einheiten bzw. acht Grundschläge Gehen.

Acht Einheiten bzw. acht Grundschläge Stehen. Die rechte Handfläche auf den Herzbereich der Brust auflegen, die linke Handfläche auf den Herzbereich der Brust auflegen, mit der rechten Hand einen Kreis beschreiben, mit der linken Hand einen Kreis beschreiben.

Wiederholen.

#19 Theater, Theater

Dauer *2 Min. 47 Sek.* | *Interpretin* *Katja Ebstein*

Bewegungsbeschreibung

Ausgangsposition Flankenkreis

Einleitendes Element

Stehen. Blickkontakt aufnehmen und sich gegenseitig mit einer Hand zuwinken.

Strophe

Bewegungsausführungen im Stehen.

- Sie setzen jeden ...

Die rechte Hand zum Gesicht führen, so dass schließlich die Handinnenfläche vor dem Gesicht positioniert und somit eine Gesichtshälfte verdeckt ist.

- Und sie spielen ...

Die rechte Hand elegant zurück zum Rollatorgriff.

- An das Theater ...

Die linke Hand zum Gesicht führen, so dass schließlich die Handinnenfläche vor dem Gesicht positioniert und somit eine Gesichtshälfte verdeckt ist.

- Sie steh'n oben ...

Die linke Hand elegant zurück zum Rollatorgriff.

- Sie sind König ...

Eine Verbeugung andeuten, dazu die rechte Hand aus dem Handgelenk heraus drehen. Das heißt, zuerst zeigt der Handrücken nach oben und durch die Bewegung dann die Handinnenfläche.

- doch wie 's tief ...

Die rechte Hand elegant zurück zum Rollatorgriff.

Refrain

Rechts vor – links vor – rechts vor – links vor. Es handelt sich dabei um sogenannte Wiegeschritte, das Gewicht des Körpers ist immer auf dem Fuß, der bewegt wird.

Strophe (Und der Clown ... vor Lampenfieber schlecht.):

Gehen.

Brücke

Bewegungsausführungen im Stehen.

- Alles ist nur Theater

Die rechte Hand zum Gesicht führen, so dass schließlich die Handinnenfläche vor dem Gesicht positioniert und somit eine Gesichtshälfte verdeckt ist.

- Und ist doch auch Wirklichkeit.

Die rechte Hand elegant zurück zum Rollatorgriff.

- Theater – das Tor zur Phantasie

Eine Verbeugung andeuten, dazu die rechte Hand aus dem Handgelenk heraus drehen. Das heißt, zuerst zeigt der Handrücken nach oben und durch die Drehbewegungen dann die Handinnenfläche.

Refrain

Rechts vor – Links vor – Rechts vor – Links vor – Wiegeschritt, das heißt Gewichtsverlagerung zuerst auf den rechten Fuß, dann auf den linken Fuß.

Abschlusselement (und lachen und weinen ...):

Gehen.

ACHTUNG

Der Bewegungseinsatz beim Refrain bezieht sich auf den Grundschlag und ist somit nicht synchron mit dem Gesangseinsatz.

Variante für fitte Personen

Charleston-Bewegung vor beim Refrain.

Im Wechsel a) rechter Fuß vor und gleichzeitig rechter Arm zurück – wieder in die Ausgangsposition. b) rechter Fuß zurück und gleichzeitig rechter Arm vor – wieder in die Ausgangsposition.

Oder im Wechsel: rechter Fuß vor und linker Arm zurück – linker Fuß vor und rechter Arm zurück.

#20 The wild rover

Dauer 2 Min. 47 Sek. | *Interpreten* Johnny Logan & Friends

Bewegungsbeschreibung

Ausgangsposition Linienquadrat

Strophen

Gehend ein Quadrat beschreiben.

Beispiel (siehe Abb. 1)

- *I've been a wild rover for many's the year*

Gehen. Vierteldrehung am Platz nach rechts.

- *And I've spent all me money on whiskey and beer.*

Gehen. Vierteldrehung am Platz nach rechts.

- *But now I'm returning with gold in great store.*

Gehen. Vierteldrehung am Platz nach rechts.

- *And I never will play the wild rover no more.*

Gehen. Vierteldrehung am Platz nach rechts.

Refrain

Stehen. Im Wechsel den rechten und linken Arm nach vorne ausstrecken. Dabei zeigen die Finger nach oben und die Handfläche nach vorne.

Variante zur Vereinfachung

Strophen

Nach vorne gehen – halbe Drehung. Zurück an den Ausgangspunkt gehen – halbe Drehung.

Refrain

Stehen. Im Wechsel den rechten und den linken Arm ausstrecken und zurückführen. Dabei zeigen die Finger während der Vorwärtsbewegung nach oben und die Handfläche nach vorne.

Variante für fittere Personen

Bei den Strophen die »Quadrate« abwechselnd nach rechts und links beginnend ausführen.

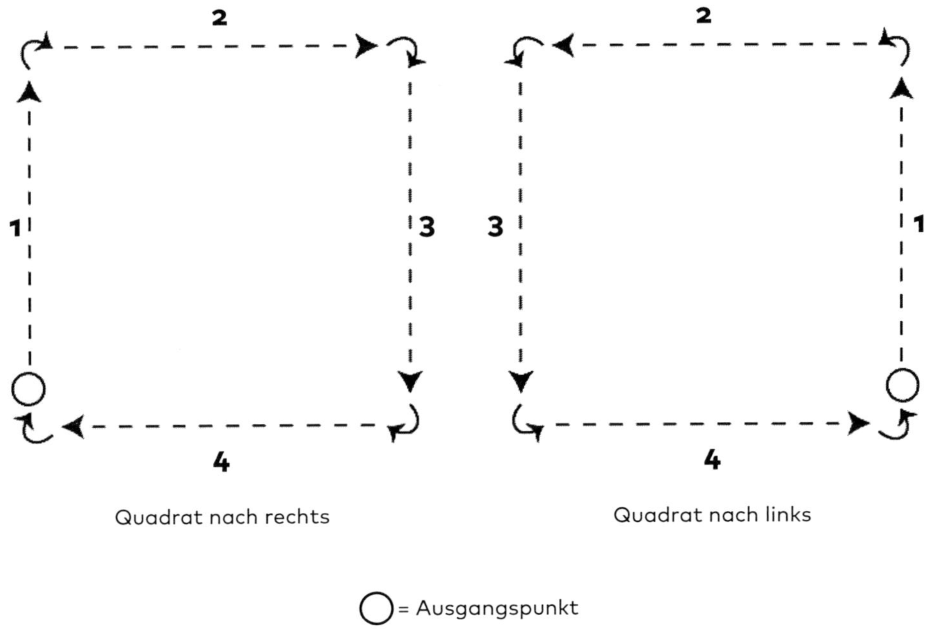

#21 Trink, trink, Brüderlein trink

Dauer 2 Min. 38 Sek. | *Interpreten* Die Monacos
(z. B. aus dem Album »Als der Schlager laufen lernte«)

Bewegungsbeschreibung

Ausgangsposition Flankenkreis, je zwei Tanzende stehen sich gegenüber.

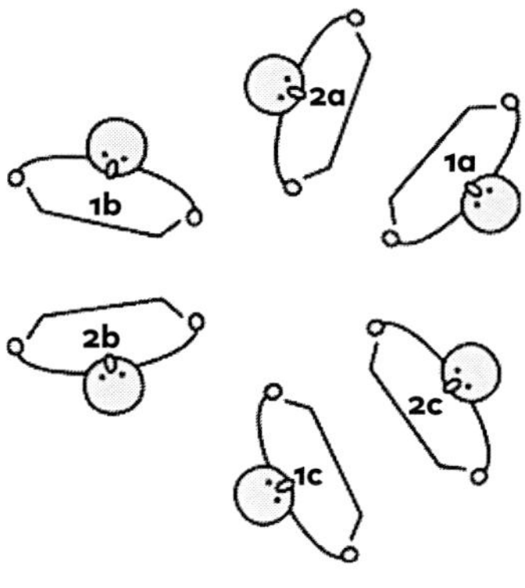

Einleitendes Element

Den Oberkörper nach Belieben zur Musik wiegen.

Refrain ohne und mit Gesang (Bewegungsausführungen am Platz)

- Trink' , Trink', Brüderlein trink'

Sich pantomimisch zuprosten.

- Lass' doch die Sorgen zu Haus'

Den Rollator zweimal vor- und zurückschieben.

- Trink', Trink', Brüderlein trink'

Sich pantomimisch zuprosten.

- Zieh' doch die Stirn nicht so kraus

Den Rollator zweimal vor- und zurückschieben.

- Meide den Kummer und meide den Schmerz

Zweimal die Knie leicht beugen.

- Dann ist das Leben ein Scherz

Pantomimisch Konfetti werfen.

- Meide den Kummer und meide den Schmerz

Zweimal die Knie leicht beugen.

- Dann ist das Leben ein Scherz

Pantomimisch Konfetti werfen.

Strophen ohne Gesang

Alle, die in dieselbe Richtung blicken, gehen um die Stehenden herum und gehen so im Kreis zwei Positionen weiter – die Stehenden wiegen den Oberkörper nach Belieben zur Musik. Das heißt:

Alle Personen aus der 1er-Gruppe wechseln beim ersten und dritten Durchlauf die Position, alle Personen aus der 2er-Gruppe beim zweiten und dritten Durchlauf.

Vier Durchläufe.

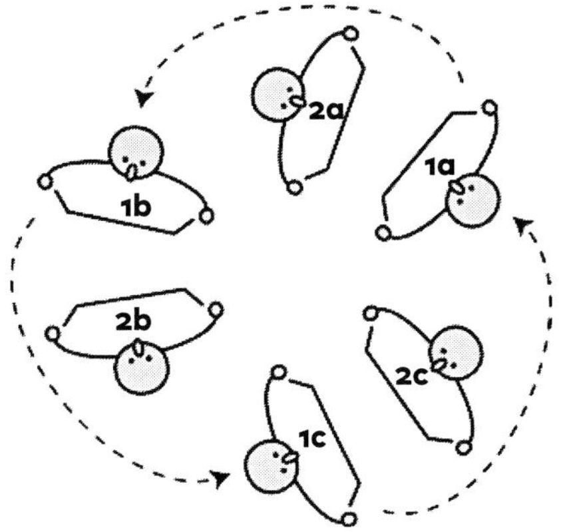

Erster Durchlauf

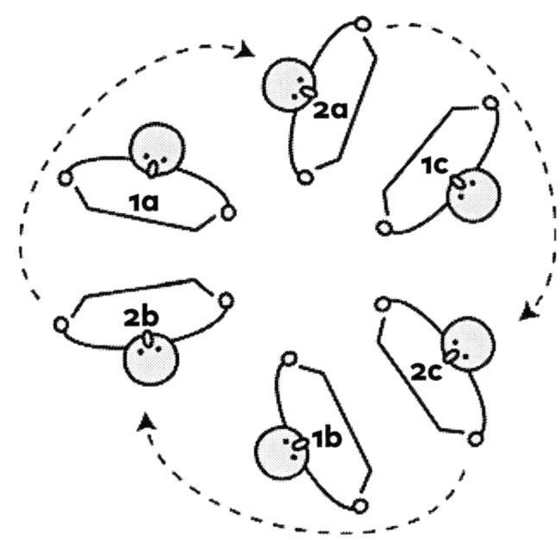

Zweiter Durchlauf

#22 Tür an Tür mit Alice

Dauer 3 Min. 15 Sek. | *Interpret Howard Carpendale*

Bewegungsbeschreibung

Ausgangsposition Flankenkreis

Refrain (Bewegungsausführungen im Stehen)

- Ich weiß nicht, wo sie hingeht, woran es liegen kann

Den rechten Arm zur Seite ausstrecken, in der Endposition zeigen die Handinnenfläche nach hinten und der Handrücken nach vorne. Den Arm zurückführen. Den linken Arm zur Seite ausstrecken, in der Endposition zeigen die Handinnenfläche nach hinten und der Handrücken nach vorne. Den Arm zurückführen.

- Sie hat wohl ihre Gründe und es geht mich auch nichts an

Eine beliebige Hand nach oben und wieder zurückführen, dabei zeigt die Handfläche nach unten und die Fingerspitzen werden bewegt (Assoziation »Regentropfen«).

- Doch seit ewiger Zeit leb ich Tür an Tür mit Alice, Instrumentalelement

Den rechten Arm zur Seite ausstrecken, in der Endposition zeigen die Handinnenfläche nach hinten und der Handrücken nach vorne. Den Arm zurückführen. Den linken Arm zur Seite ausstrecken, in der Endposition zeigen die Handinnenfläche nach hinten und der Handrücken nach vorne. Den Arm zurückführen.

Wiederholen.

- Fast jeden Tag traf ich sie im Flur

Den rechten Arm zur Seite ausstrecken, in der Endposition zeigen die Handinnenfläche nach hinten und der Handrücken nach vorne. Den Arm zurückführen. Den linken Arm zur Seite ausstrecken, in der Endposition zeigen die Handinnenfläche nach hinten und der Handrücken nach vorne. Den Arm zurückführen.

- Ich grüßte jedes Mal, doch sie lächelte nur

Eine beliebige Hand nach oben und wieder zurückführen, dabei zeigt die Handfläche nach unten und die Fingerspitzen werden bewegt (Assoziation »Regentropfen«).

- Es ist schwer, ich leb nicht mehr Tür an Tür mit Alice, Instrumentalelement

Den rechten Arm zur Seite ausstrecken, in der Endposition zeigen die Handinnenfläche nach hinten und der Handrücken nach vorne. Den Arm zurückführen. Den linken Arm zur Seite ausstrecken, in der Endposition zeigen die Handinnenfläche nach hinten und der Handrücken nach vorne. Den Arm zurückführen.

Wiederholen.

Strophen

Rechts vor – links vor – rechts vor.
Links vor – rechts vor – links.
Zum Schluss sind die Füße wieder parallel zueinander bzw. nebeneinander platziert.

Abschließendes Element (ab 2.46 Min.)

Gehen wie bei den Strophen.

BESONDERHEITEN

Zählweise bei einer Rumba ist: kurz – kurz – lang. Der Grundschritt in den Strophen verläuft also folgendermaßen: 1: schnell und rechts vor, 2: schnell und links vor, 3 und 4: langsam und rechts vor, 1: schnell und links vor, 2: schnell und rechts vor, 3 und 4: langsam und links vor.

#23 Wassermusik, Suite No. 2 D-Dur, HWV 349: XII. Alla Hornpipe

Dauer *4 Min. 12 Sek.* | *Interpreten* *Rundfunksinfonieorchester Berlin & Helmut Koch (Album »50 Masterpieces of Classical Music – A Fine Selection of Classical Essentials«)*
Komponist *Georg Friedrich Händel*

Bewegungsbeschreibung

Ausgangsposition Doppel-Schlange

Bewegungsablauf

Passage 1

Melodiebogen A: Eine Verbeugung andeuten in Richtung Tanzpartner. Eine Verbeugung andeuten in die andere Richtung. Dem Tanzpartner zunicken.

Melodiebogen B: Langsames Schreiten.

Beispiel Passage 1 Melodiebogen A: 0 Min. 00 Sek. bis 0 Min. 06 Sek.

Beispiel Passage 1 Melodiebogen B: 0 Min. 06 Sek. bis 0 Min. 16 Sek.

Passage 2 / Melodiebogen C / Mittlerer Part: 2 Min 06 Sek. bis 3 Min. 04 Sek.

Schnelleres Schreiten. Dabei rücken in regelmäßigen Abständen die zuvor an erster Stelle positionierten Tanzpaare an das hintere Ende der »Schlange« (siehe Abb. nächste Seite). Gleichzeitig bewegt sich die Schlange trotzdem weiterhin durch den Raum.

Passage 3

Melodiebogen A: Eine Verbeugung andeuten in Richtung Tanzpartner, eine Verbeugung andeuten in die andere Richtung. Dem Tanzpartner zunicken.

Melodiebogen B: Langsames Schreiten.

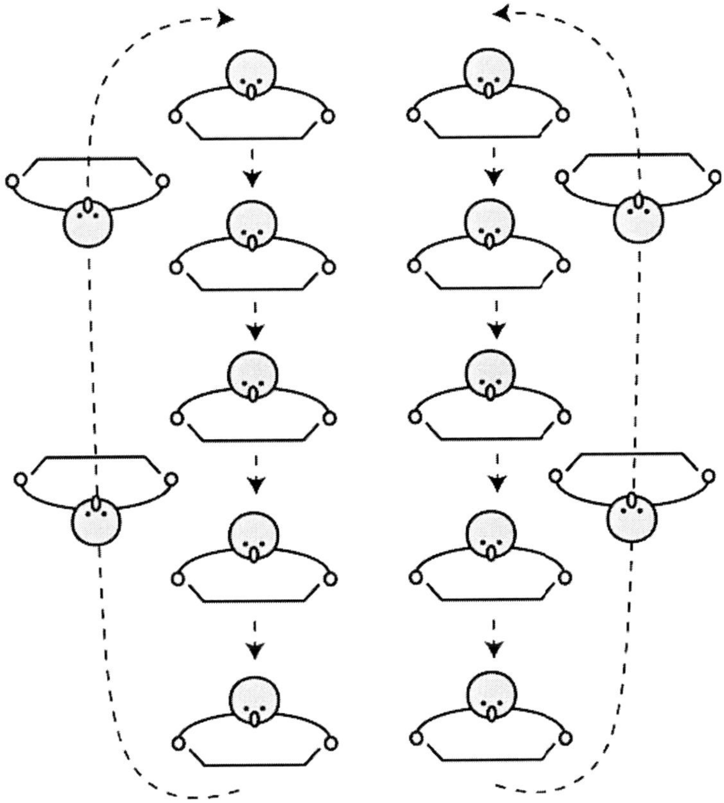

#24 Wir sind jung (Oh Maria)

Dauer 3 Min. 34 Sek. | *Interpret* Roger Whittaker

Bewegungsbeschreibung

Ausgangsposition Flankenkreis

Einleitendes Element

Nach Belieben bewegen.

Strophen und Brücke

Gehen. Dabei abwechselnd eine Bewegungsabfolge zur Kreismitte (acht Einheiten lang) und eine Bewegungsabfolge zum Kreisrand (acht Einheiten lang) integrieren. Die Tanzenden bewegen sich also in Kurven im Kreis.

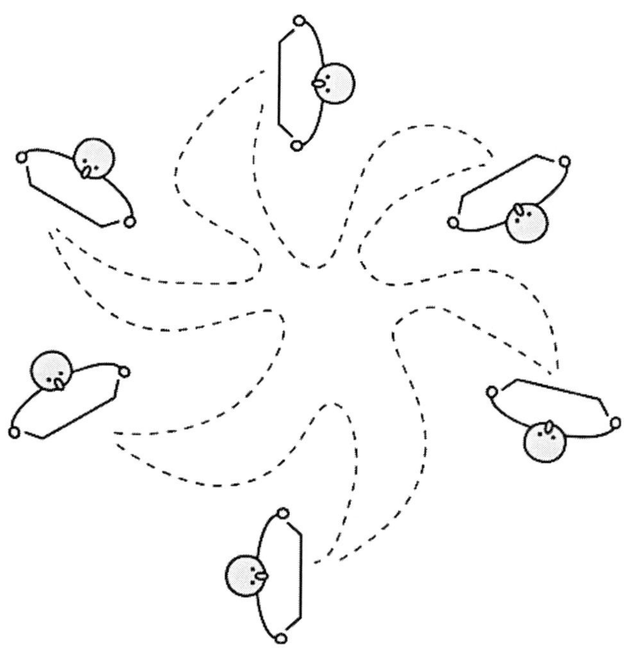

Refrain

Im Wechsel a) acht Einheiten: Gehen; b) acht Einheiten: einen kleinen Wendekreis am Platz beschreiben.

BESONDERHEITEN

Die Bewegungsformen austanzen und konsequent bis acht weiterzählen.

Beispiel

- **Nach den Strophen mit den Bewegungsformen zum Refrain einsetzen beim Signalwort »Jung«.**
- **Nach dem ersten Refrain setzt der Grundschlag und Gesang aus, dennoch die Bewegungsabfolge weiterführen.**
- **Nach der Brücke folgt ein Instrumentalteil. Auch hier auszählen und erst mit den Bewegungselementen des Refrains beginnen, wenn gepfiffen wird.**

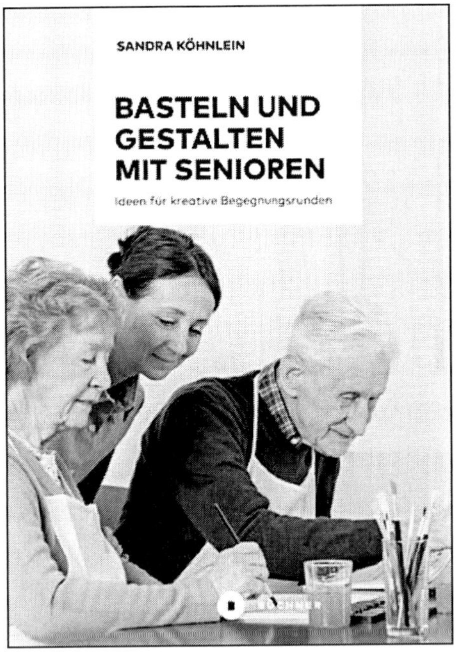

208 Seiten • Paperback
17 x 24 cm • 22 € (D/A)
ISBN 978-3-941310-84-1

Sandra Köhnlein

BASTELN UND GESTALTEN MIT SENIOREN

Ideen für kreative Begegnungsrunden

Kreative Begegnungsrunden verbessern die Lebensqualität von Pflegebedürftigen in Senioreneinrichtungen. Sie ermöglichen ein Zusammentreffen, geben Senioren die Möglichkeit, sich einander anzunähern und dabei sich und andere in der gemeinsamen Tätigkeit besser kennenzulernen. Als Expertin in der Arbeit mit Pflegebedürftigen hat Sandra Köhnlein ein Praxisbuch für das Basteln und Gestalten mit Senioren entwickelt. Ein erster Teil vermittelt Basiswissen, das in der Seniorenarbeit Tätige bei der Planung und Umsetzung von Begegnungsrunden unterstützt. Ein zweiter Teil liefert kreative Techniken und Bastelvorschläge. Diese werden ergänzt von wertvollen Zusatzinformationen und Tipps sowie genauen Angaben zum Materialbedarf. Der übersichtlich gestaltete Band liefert eine Fülle an kreativen Ideen und thematisiert praxisnah, wie die konkrete Umsetzung der Begegnungseinheiten aussehen kann.